A. Dormann, C. Luley, T. Wege

Lightfaden Laborwerte

Leitfaden

Laborwerte

Von
Arno Dormann, Claus Luley und Thomas Wege

3. Auflage

URBAN & FISCHER
München • Jena

Zuschriften und Kritiken an:
Urban & Fischer Verlag, Lektorat Medizin, Karlstr. 45, 80333 München
E-Mail: medizin@urbanfischer.de

Anschriften der Autoren:
Dr. med. Arno Dormann, Medizinische Fakultät, Klinik für Allgemein-, Viszeral- und Gefäßchirurgie, Otto-von-Guericke-Universität Magdeburg und Klinikum Minden, Friedrichstr. 17, 32427 Minden. E-Mail: A.Dormann@t-online.de

Prof. Dr. med. Claus Luley, Medizinische Fakultät, Institut für Klinische Chemie und Pathobiochemie, Otto-von-Guericke-Universität Magdeburg, Leipziger Str. 44, Haus 39, 39120 Magdeburg

Dr. med. Thomas Wege, Lungenklinik Unterstedt, Verdener Str. 200, 27356 Rotenburg (Wümme)

Wichtiger Hinweis für den Benutzer:
Die Erkenntnisse in der Medizin unterliegen laufendem Wandel durch Forschung und klinische Erfahrungen. Herausgeber und Autoren dieses Werkes haben große Sorgfalt darauf verwendet, daß die in diesem Werk gemachten therapeutischen Angaben (insbesondere hinsichtlich Indikation, Dosierung und unerwünschten Wirkungen) dem derzeitigen Wissensstand entsprechen. Das entbindet den Benutzer dieses Werkes aber nicht von der Verpflichtung, anhand der Beipackzettel zu verschreibender Präparate zu überprüfen, ob die dort gemachten Angaben von denen in diesem Buch abweichen, und seine Verordnung in eigener Verantwortung zu treffen.

Die Deutsche Bibliothek – CIP-Einheitsaufnahme
Ein Titeldatensatz für diese Publikation ist bei Der Deutschen Bibliothek erhältlich.

1. Auflage 1997
3. Auflage 2001

01 02 03 04 05 5 4 3 2 1

Planung: Dr. med. Felicitas Claaß, München
Projektmanagemant: Dr. med. Felicitas Claaß, München
Lektorat: Susanne C. Bogner, Dachau
Herstellung: Sibylle Hartl, Valley
Satz: Medienkontor Lübeck, medienkontor-luebeck.com
Druck und Bindung: Bosch-Druck GmbH, Landshut
Umschlaggestaltung: prepress | ulm GmbH, Ulm

ISBN 3-437-22021-7

Aktuelle Informationen finden Sie im Internet unter der Adresse:
http://www.urbanfischer.de

Vorwort zur 3. Auflage

Die Reihe „*light*faden“ beleuchtet kurz und übersichtlich häufige Probleme in der Klinik und Praxis. „*light*fäden“ beantworten die speziellen Fragen der täglichen Arbeit zuverlässig. Sie bieten schnellstmöglichen Zugang zu den gesuchten Informationen. Wie auch bei den „*Klinikleitfäden*“ steht dabei die Praxis im Vordergrund.

Der „*light*faden“ Laborwerte will die Orientierung in der Labordiagnostik und deren Interpretationen erleichtern. Bei steigendem Kostendruck im Gesundheitssystem und einer schier unendlichen Vielzahl an diagnostischen Verfahren war es uns klinisch tätigen Autoren erklärtes Ziel, eine kritische Auswahl der Untersuchungen nach ihrer klinischen Relevanz zu treffen. Zusätzlich haben wir Angaben zur sinnvollen Stufendiagnostik (Basisdiagnostik, erweiterte Diagnostik, sehr spezielle Diagnostik) erstmalig in einem Kitteltaschenbuch realisiert.

Nach dem großen Erfolg der ersten beiden Auflagen haben wir das Buch kritisch überarbeitet und Neuerungen hinzugefügt.

Wir wünschen viel Erfolg bei der täglichen Arbeit und hoffen auf einen intensiven und kritischen Dialog mit unseren Lesern.

Im Herbst 2001

A. Dormann
C. Luley
T. Wege

Danksagung

Wir bedanken uns bei

- dem Urban & Fischer Verlag für die gute Zusammenarbeit
- Herrn Tiziano Cabbia
- Herrn Prof. Dr. med. Huchzermeyer, Klinikum Minden, für wichtige Anregungen und Diskussionen
- unseren Frauen und Kindern für die Geduld und Unterstützung.

Bedienungsanleitung

Der *light*faden Laborwerte als kleines Kitteltaschenbuch gibt praktische Hilfe bei Entnahmetechniken (was ist worin an wen zu senden), diagnostischen Problemen und Umgang mit Laborbefunden.

Die Laborwerte werden in alphabetischer Reihenfolge im Kernkapitel des Buches abgehandelt. Den Tumormarkern und deren effizientem Einsatz und den klinisch bedeutsamen Funktionstesten und Infektionsserologien sind jeweils eigene Kapitel gewidmet.

Über ein Griffregister am oberen seitlichen Rand findet man leicht in das gewünschte Kapitel. Im Kernkapitel befindet sich ein alphabetisches Griffregister.

Zahlreiche Querverweise (☞) helfen Platz sparen und zeigen Zusammenhänge auf.

Sollte eine Untersuchung nicht unter dem nachgeschlagenen Stichwort zu finden sein, läßt sich der gewünschte Wert über den ausführlichen Index rasch finden. Der Index dient zusätzlich dazu, vom Krankheitsbild zur betreffenden Laboruntersuchung zu gelangen.

Bei der Auswahl der Laborwerte wurde auf die praktische klinische Relevanz geachtet und eine Wertung bewußt auch unter gesundheitsökonomischen Aspekt vorgenommen:

+	Basisdiagnostik
++	Erweiterte Diagnostik
+++	Spezielle Diagnostik bei speziellen Fragestellungen

Inhaltsverzeichnis

Abkürzungen

Ak	Antikörper
Ag	Antigen
BU	Beurteilung
d	Tag
DD	Differentialdiagnose
DF	Durchführung
DIF	direkter Immunfluoreszenstest
dl	Deziliter
EDTA	Äthylendiamintetraessigsäure
ELISA	Enzyme-linked Immuno-sorbent Assay
h	Stunde
HAH	Hämagglutinationshemmtest
IFT	(indirekter) Immunfluoreszenstest
Ig	Immunglobulin
i.L.	im Liquor
i.P.	im Plasma
i.S.	im Serum
i.U.	im Urin
KBR	Komplementbindungsreaktion
LA	Latexagglutination
MA	Material und Patientenvorbereitung
NT	Neutralisationstest
PCR	Polymerase-Ketten-Reaktion
p.i.	post infectionem
RB	Laborwertreferenzbereich
V.a.	Verdacht auf
Z.n.	Zustand nach

Präanalytik

Rationelle Labordiagnostik

Es sollte erklärtes Ziel einer effizienten Labordiagnostik sein, schnell und ökonomisch zur richtigen Diagnose zu gelangen und dabei den Patienten so wenig wie möglich zu belasten.

Deshalb sollte bedacht werden:

- Das „breite Screening“ oder „die große Routine“ (insbesondere mit Tumormarkern) verursachen außer unnötigen Kosten häufig Folge- und Kontrolluntersuchungen mit noch widersprüchlicheren Befunden als zuvor. Dies gilt besonders für störanfällige Bestimmungen oder solche mit hoher physiologischer Schwankungsbreite und für Parameter mit ausgeprägter zirkadianer Rhythmik (z.B. Hormone). Besser ist es, einer sinnvollen Stufendiagnostik (☞ unten) zu folgen.
- Bei Kontrolluntersuchungen von pathologisch veränderten Werten sollte vorher die klinische Notwendigkeit mit möglichen diagnostischen oder therapeutischen Konsequenzen reflektiert und ein adäquates Zeitintervall (die meisten Kontrollen erfolgen zu früh) ausgewählt werden.
- Vor der Labordiagnostik stehen immer Anamnese und körperliche Untersuchung. Nur mit einer Verdachtsdiagnose im Kopf kann die richtige Diagnostik angeschoben werden.

Stufendiagnostik

Eine indikationsbezogene Diagnostik ist für die meisten Fragestellungen medizinisch ausreichend, ökonomisch akzeptabel und den Patienten wenig belastend. Folgende Basisuntersuchungen sollten vorhanden sein:

- Rotes und weißes Blutbild, evtl. Differentialblutbild
- In- und extrinsische Gerinnungsparameter (Quick, PTT)
- Retentionsparameter (Harnstoff oder Kreatinin)
- Elektrolyte (Na^+, K^+, Ca^{2+})
- Transaminasen, Stoffwechselparameter (ALAT, ASAT, γ-GT, BZ, CK, Protein)
- Inflammatorische Marker (BSG/CRP)
- Bei internistischen Patienten (Altersdurchschnitt > 50 J.) auch basales TSH, Cholesterin, Triglyzeride, Urinstatus.

Weitere Parameter können indikationsbezogen hinzugefügt werden, gehören jedoch nicht in ein primäres Laborprogramm. Beispiele sind:

- Bei Fieber unklarer Genese z.B. Blutkulturen, Elektrophorese, CRP, Urinkultur
- Bei Lebererkrankungen z.B. Cholinesterase, AP, Bilirubin, GLDH
- Bei Nierenerkrankungen z.B. Harnsäure, Harnsediment, engogene Kreatinin-Clearance
- Bei Diabetes mellitus (z.B. HbA_1 oder HbA_{1c}, 24-h-Sammelurin auf Eiweiß, Urinelektrophorese.

(!) Die Labordiagnostik stellt eine Hilfestellung im klinischen Alltag dar, sie um ihrer selbst willen zu betreiben, ist inakzeptabel.

Fehlerquellen

Scheinbare Fehlbestimmungen der Laborwerte basieren meist auf Fehlern, die schon während oder vor der Blutentnahme gemacht wurden. Für diese präanalytischen Fehler ist meist allein der abnehmende Arzt verantwortlich. Insbesondere bei selten durchgeführten Analysen ist deshalb ein vorheriges Gespräch mit dem Laborarzt bezüglich der präanalytischen Bedingungen sinnvoll.

Typische Fehler

- Fehlende oder unzureichende Kennzeichnung der Probe mit Name, Vorname, Geburtsdatum und ggf. Zeitpunkt der Entnahme
- Beschriftung von Deckeln oder alleinige Beschriftung von Verpackungen, die nach dem Entfernen nicht mehr eindeutig zuzuordnen sind
- Inkomplett ausgefüllte Anforderungsformulare
- Falsche Vorbereitung des Patienten:
  - Patient nicht nüchtern gelassen bei Abnahme von Stoffwechselparametern
  - Nahrungskarenzen nicht eingehalten, z.B. serotoninarme Kost bei Hormonbestimmungen
  - Medikationspausen nicht berücksichtigt, z.B. β-Blokker bei Katecholaminbestimmungen, ACE-Hemmer bei Reninbestimmungen
  - Körperlichen Streß des Patienten nicht berücksichtigt bei Katecholaminbestimmungen
  - Operative oder ärztliche Eingriffe vor Blutentnahmen nicht bedacht, z.B. bei PSA- oder Kortisolbestimmung,
- Falsche Materialabnahme: falsches Volumen, falsches Röhrchen (im Zweifelsfall Rückfrage vor Entnahme!)
- Falsche Materiallagerung: zu lange oder falsch, z.B. Blut für NH_3-Bestimmung nicht auf Eis)
- Keine ausreichende Durchmischung bei Proben mit antikoagulatorischen Zusätzen

- Kontamination des Materials bei mikrobiologischer Diagnostik, z.B. beim eigentlich nicht erforderlichen Nadelwechsel nach einer Blutkultur-Entnahme zum Beschicken der Medien.

Beeinflussende Faktoren

Ergebnisse von Laborwerten können in physiologischer Weise beeinflußt werden von:

- Geschlecht, Gravidität (z.B. rotes und weißes Blutbild)
- Alter (z.B. Blutgase, Fettstoffwechsel)
- Körpergewicht bzw. -oberfläche (glomeruläre Filtration → Kreatinin-Clearance)
- Zirkadianer Rhythmik (z.B. Hormone)
- Streß, Operationen (z.B. Katecholaminstoffwechsel)
- Körperlage, Bettruhe (z.B. Aldosteron, Renin-Bestimmung)

Weitere Einflußgrößen sind:

- Medikamente ☞ Tab. S. 6
- Chronischer Nikotinabusus (CO-Hb und Leukozyten erhöht)
- i.v.-Drogenabusus (z.B. Urin-pH niedrig durch Ascorbinsäure, Kristallurie u.a. durch Talkum)
- Diäten/Eßgewohnheiten (z.B. Eisen- und Vitaminstoffwechsel)

(!) Verfälschte Werte durch Desinfizienzien (Blutalkoholbestimmung) oder Lokalanästhetika.

Einfluß durch Medikamente

Laborwert	Medikamente (Auswahl)
Alkalische Phosphatase	↑ durch Allopurinol, Carbamazepin, Cotrimoxazol, Cyclophosphamid, Erthromycin, Goldpräparate, Isoniacid, Ketokonazol, Methotrexat, α-Methyl-Dopa, Naproxen, Nitrofurantoin, Oxacillin, Papaverin, Penicillamin, Phenobarbital, Phenytoin, Primidon, Propylthiouracil, Ranitidin, Rifampicin, Trimethoprim/Sulfamethoxazol, Sulfasalazin
Valproinäure	↓ Clofibrat, orale Kontrazeptiva
Bilirubin	↑ durch Androgene, Acetylsalicylsäure, Azathioprin, Captopril, Carbamazepin, Carbimazol, Chlorpromazin, Cotrimoxazol, Erthromycin, Goldpräparate, Halothan, Isoniacid, Methotrexat, α-Methyl-Dopa, Naproxen, Nitrofurantoin, Paracetamol, Penicillamin, Phenytoin, Propylthiouracil, Ranitidin, Rifampicin, Trimethoprim/Sulfamethoxazol, Sulfasalazin
Cholesterin	↑ durch Thiaziddiuretika, orale Kontrazeptiva (außer Minipille) ↓ durch längerfristige Medikation mit Vitamin C
γ-GT	↑ durch Carbamazepin, Erythromycin, orale Kontrazeptiva (nicht Minipille), Oxacillin, Phenytoin ↓ durch Clofibrat
Harnsäure	↑ durch Thiazid- und Schleifendiuretika, Pyrazinamid, Nikotinsäuresester, Cyclosporin ↓ durch Allopurinol, Clofibrat, Phenylbutazon, Azlocillin
Kreatinin	↑ durch Cimetidin, Cotrimoxazol, Cyclosporin, Mefenaminsäure
Kalzium	↑ durch Tamoxifen ↓ Lithium, Propanolol

Hautdesinfektion

Kategorie I (geringes Infektionsrisiko)

Intra-, subkutane und intravenöse Injektionen und Blutentnahmen.

Durchführung: Hautdesinfektionsmittel (z.B. Dibromol® farblos) auftragen (Spray oder getränkten Tupfer). Die Einwirkzeit ist beendet, wenn der Feuchtglanz der Haut durch Verdunsten des Alkohols verschwunden ist, was ca. 30 Sek. dauert.

Cave: Hände- und Hautdesinfektionsmittel sind nicht das gleiche: erstere (z.B. Sterilium®) enthalten rückfettende Zusätze, die bei der Hautdesinfektion stören, weil Pflaster darauf schlechter haften.

Kategorie II (mittleres Infektionsrisiko)

Intravenöse Verweilkanülen/-katheter, intramuskuläre Injektionen, Blutkulturen.

Durchführung: wie bei Kategorie I

Nach 30 Sek. erneutes Auftragen des Desinfektionsmittels und Abwischen mit einem sterilen Tupfer.

Kategorie III (hohes Infektionsrisiko)

Operationen, Punktionen von Körperhöhlen, insbesondere Gelenkpunktionen.

Durchführung: Reinigung der Haut, Enthaarung und Entfettung falls erforderlich. Zweimaliges Auftragen des Desinfektionsmittels zu je 2,5 Min., Gesamteinwirkzeit 5 Min. Arzt muß sterile Handschuhe und Mundschutz tragen.

Blutabnahme

- Standardisierte Entnahmesets mit Einmal- oder Butterfly-Kanüle® (teuer) verwenden
- Immer zur gleichen Zeit ca. 7:00–8:00 Uhr abnehmen (Ausnahmen bei zirkadianen Werten z.B. Kortisol). Medikamentenspiegel werden i.d.R. vor der morgendlichen Einnahme bestimmt
- Max. 2 Min. stauen: 10–20 mmHg unter diastolischem RR-Niveau (Radialispuls bleibt palpabel)
- Schnelle Aspiration (Gefahr der Hämolyse) und Paravasate vermeiden. Bei Problemen, eine geeignete Vene zu finden, ggf. große Vene (z.B. Vena femoralis) punktieren oder KollegIn rufen
- Zu starke Gewebekompression bei Kapillarblutentnahme vermeiden (Verdünnung durch Extrazellularflüssigkeit)
- Proben mit antikoagulatorischen Substanzen vorsichtig durchmischen (bei Fertigsystemen kaum problematisch)

Blutbestandteil	Röhrchenzusätze	Einsatzbeispiel
Serum	Plastikkügelchen	Serologie, Kreuzprobe, konventionelle Eiweißelektrophorese, klinische Chemie
Plasma	Na-Zitrat	Gerinnungstests
Plasma	Li-Heparin	Klinische Chemie. Bes. vorteilhaft bei mit Heparin behandelten Patienten (keine „Nachgerinnung")
Plasma	Na-Fluorid	Laktat, Glukose
Vollblut	EDTA	Hämatologie (für Zellzählungen obligatorisch z.B. Blutbild)

Materialverarbeitung

- Material rasch verarbeiten oder versenden (< 30 Min.)
- Besondere Versandvorschriften beachten (gerade bei teuren Spezialuntersuchungen essentiell, da Doppeluntersuchungen zu doppelten Kosten führen). Beispiele:
  - Komplementaktivität sinkt in vitro bei zu langen Versandzeiten
  - Durch zu spätes Abseren kommt es zu einer Hämolyse (LDH ↑, K^+ ↑)
  - Zu lange Versandzeiten bedingen stoffwechselbedingte Veränderungen (z.B. sinkt der BZ durch Erythrozytenstoffwechsel)
- Besonderheiten:
  - Humorale Immunteste (Antikörper, Komplement, lösliche Zyto- und Chemokine): sofort Serum oder Plasma abzentrifugieren und tiefgefrieren
  - Zelluläre Immunteste (Phänotypisierung, Funktionsteste): sofort ins Labor bringen, keine Kühlung der Materialien!
  - Porphyrine im Urin: Lichtschutz (im abgedunkelten Gefäß sammeln lassen)
  - PCR-Diagnostik: heparinhaltige Medien schlecht oder ungeeignet (Inhibitor der PCR).

Mittelstrahlurin (MSU)

- Methode der Wahl für orientierende bakteriologische Urinuntersuchung und für qualitative Untersuchungen (z.B. Urinstix)
- Geeignet ist *Morgenurin* (hohe Keimzahlen); letzte Miktion vor nicht weniger als drei Stunden
- Probeentnahme vor Beginn der Antibiotikatherapie; tritt innerhalb von drei Tagen keine Besserung ein, Kontrolluntersuchung durchführen.

Gewinnung von MSU

- Hände mit Seife waschen und mit Einweghandtuch abtrocknen
- Genitale (v.a. bei Frauen) mit in sauberes Wasser getauchten Tupfern reinigen, dann mit einem zweiten Tupfer in gleicher Weise nachreinigen
- Erste Urinportion (ca. 50 ml) in die Toilette oder ein Gefäß entleeren, dann – ohne den Harnstrahl zu unterbrechen – etwa 5 ml Harn im vorher griffbereit abgestellten sauberen Transportgefäß auffangen. Verschluß aufsetzen und entweder Probe bis zum Transport im Kühlschrank bei 4 °C lagern oder vorgefertigten Nährmedienträger (z.B. Uricult®) eintauchen und bei 37 °C bebrüten.

24-h-Sammelurin

Für quantitative Untersuchungen (z.B. Elektrolytausscheidung). In sauberem Gefäß sammeln. Gelegentlich sind Spezialgefäße erforderlich oder spezielle Reagenzien vorzulegen, Laborarzt fragen.

Intervall: In der Regel 8:00 Uhr Tag 1 = Beginn
8:00 Uhr Tag 2 = Ende.

- Vor Sammelbeginn Blase leeren, Urin verwerfen
- Gesamtmenge notieren
- Von dem gut durchmischten Urin erforderliche Menge zur Untersuchung abgeben.

Katheterurin

Indikation

Einwandfreie Gewinnung von Mittelstrahlurin nicht möglich, Blasenpunktion kommt nicht in Betracht.

Durchführung

- Grundsätzlich Einwegkatheter verwenden
- Sorgfältige Reinigung des Genitale vor dem Eingriff (☞ MSU). Einmal-Katheterisierung unter sterilen Kautelen wie bei der Dauerkatheterisierung
- Risiko einer Keimeinschleppung wird insbesondere bei der Frau nur dann ausreichend gemindert, wenn spezielle Untersuchungseinrichtungen (gynäkologischer Untersuchungsstuhl) zur Verfügung stehen
- Dauerkatheterträger: Urin keinesfalls aus Urinbeutel entnehmen. Entnahme nach sorgfältiger Desinfektion per Katheterpunktion im proximalen Abschnitt.

Blasenpunktionsurin

Sicherste Grundlage eines aussagekräftigen mikrobiologischen Befundes. Gefahr der Kontamination des Urins nahezu ausgeschlossen.

Indikation

- Keine einwandfreie Gewinnung von Mittelstrahl- und Katheterurin (z.B. bei Phimose)
- Wiederholt uneinheitliche bakteriologische und zelluläre Befunde, Mischinfektionen. Blasenpunktion setzt gefüllte Blase voraus

Blasenpunktionsurin

Durchführung

- Entfernung der Schamhaare und Hautdesinfektion Kat. II im Bereich der Punktionsstelle
- Punktionsstelle 1–2 QF oberhalb der Symphyse, Stichrichtung senkrecht zur Hautoberfläche
- Nach Punktion Kanüle rasch zurückziehen und Punktionsstelle einige Minuten mit Tupfer komprimieren.

Diäten

Bei einigen Untersuchungen muß vorab über ein bestimmtes Intervall eine definierte Nahrungsvorschrift eingehalten werden:
bei Bestimmungen der ☞ Katecholamine, ☞ Serotonin, ☞ Glukosetoleranztest und ☞ Fettstoffwechseldiagnostik.

2

Laborwerte-verzeichnis

ACE

++

Angiotensin Converting Enzyme, Angiotensinkonversionsenzym

RB 8–28 mU/ml

MA 2 ml Serum

DD Verlaufsparameter zur Beurteilung der Krankheitsaktivität einer Sarkoidose

↑: Sarkoidose (und andere Granulomatosen), Hyperthyreose, HIV-Infektion, chronische Lungenerkrankungen, Plasmozytom, Speicherkrankheiten

↓: Medikation mit ACE-Hemmern, nicht jedoch mit ACE-Rezeptor-Antagonisten

Acetylcholinrezeptor-AK

+++

RB ≤ 5 nmol/ml (5 µmol/l)

MA 15 ml Serum

(!) Es gibt starke individuelle Unterschiede zwischen den Antikörpern der Patienten und den zugehörigen Epitopen auf dem Acetylcholinrezeptor. Darauf (fehlende Kreuzreaktivität mit Bungarotoxin, dem Antigen in den Nachweisverfahren) beruht möglicherweise der im Einzelfall negative Test.

DD Positiv bei mehr als 90 % d.F. von generalisierter Myasthenie.

Die absolute Titerhöhe korreliert nicht mit der Schwere der Erkrankung, jedoch korreliert der individuelle Titerverlauf mit der Krankheitsaktivität.

In niedrigen Titern bei ca. 70 % d.F. von okulärer Myasthenie positiv.

ACTH

Adrenokortikotropes Hormon

RB Erw./Kinder: 9–52 pg/ml

MA 3 ml EDTA-Plasma
Das Blut unmittelbar vor der Untersuchung im untersuchenden Labor abnehmen oder innerhalb von 30 Min. nach Abnahme zentrifugieren und das Plasma bis zur Untersuchung tiefgefrieren.
Wegen der zirkadianen Rhythmik mit morgendlichen Höchstwerten um 8:00 Uhr abnehmen.

(!) Parallelbestimmung von ☞ Kortisol empfehlenswert. 2 h vor Entnahme Bettruhe.

DD ↑↑↑: M. Addison (primäre Nebennierenrindeninsuffizienz)

↑↑: Ektope ☞ ACTH-Produktion, z.B. bei Bronchialkarzinom

↑: Zentrales Cushing-Syndrom/M. Cushing, evtl. normal

↓: Cushing-Syndrom bei Nebennierenrindenautonomie/-tumor, Hypopituitarismus

ADH +++

Antidiuretisches Hormon, Vasopressin, Arginin-Vasopressin

A B C

RB 0–6,7 pg/ml

MA 3 ml EDTA-Plasma
Das Blut unmittelbar vor der Untersuchung im untersuchenden Labor abnehmen oder innerhalb von 30 Min. nach Abnahme zentrifugieren und das Plasma bis zur Untersuchung tiefgefrieren.
Nach Möglichkeit alle Medikamente mindestens 48 h vor der Blutentnahme absetzen. Beeinflussung durch Alkohol, Kaffee, Tee, diese Substanzen müssen 48 h vor Blutentnahme gemieden werden.

(!) Die ADH-Ausschüttung wird durch eine Vielzahl von Medikamenten beeinflußt, u.a. Phenytoin, Lithium, Methylxanthine (Theophyllin, Koffein, Theobromin) und sämtlichen Medikamenten mit Einfluß auf das Herz- und Kreislaufsystem sowie die Wasser- und Elektrolythomöostase. Um zu interpretierbaren Ergebnissen zu kommen, sollten daher alle Medikamente 48 h vor der Untersuchung abgesetzt werden, sofern nicht kontraindiziert.

DD ↑: Akute intermittierende Porphyrie, Lungenerkrankungen, Hirnerkrankungen, paraneoplastisch, vor allem bei Bronchialkarzinom, aber auch andere Malignome

↓: Zentraler Diabetes insipidus, Alkoholismus, nephrotisches Syndrom.

Interpretation ist nur möglich in Kenntnis von Serum- und Urinosmolalität sowie Blutdruck und Hydratationszustand zum Zeitpunkt der Blutentnahme, diese müssen daher parallel bestimmt werden.
Bei V.a. Diabetes insipidus: Patient über Nacht nicht trinken lassen, sofern nicht kontraindiziert (dadurch Stimulation der ADH-Sekretion).

+++

ADH

Bei V.a. SIADH: Patient unmittelbar vorher 1 500 ml Mineralwasser trinken lassen, sofern nicht kontraindiziert (dadurch Suppression der ADH-Sekretion)

+++

Adrenalin i.U.

RB 4–20 µg/24 h (22–109 nmol/24 h)

MA 20 ml eines 24-h-Sammelurins, auf 10 ml Eisessig oder Salzsäure 10 % (Rücksprache Labor). Urin vor Entnahme des Aliquots gut mischen.
Schwere körperliche Aktivität meiden, wenn möglich keine Barbiturate, Salizylate, Antihypertonika mit Beeinflussung der Adrenalinausschüttung (8 Tage Therapiepause). Keine Röntgenkontrastmittel, die während der Sammelperiode über Niere ausgeschieden werden.
Diät: Verzicht auf Alkohol, Kaffee, Tee, Vitamin B, Bananen.

(!) Neben Adrenalin sollten Noradrenalin, Dopamin, evtl. Homovanillin- und Vanillinmandelsäure bestimmt werden. Die zusätzliche Bestimmung von Adrenalin im Plasma kann hilfreich sein.

DD ↑↑: Phäochromozytom, Neuroblastom, schwere arterielle Hypertonie

↑: Karzinoid, Cushing-Syndrom, akuter Myokardinfarkt

Bei krisenhafter Hypertonie kann der Befund auch bei Vorliegen eines Phäochromozytoms normal sein, wenn nicht während einer Blutdruckkrise gesammelt wurde.
Deutlich niedrigere Grenzwerte bei Kindern und Säuglingen, wichtig in der Neuroblastomdiagnostik.

☞ Dopamin i.U.
☞ Noradrenalin i.U.
☞ Homovanillinsäure i.U.

Albumin i.L. +

A
B
C

RB 10–35 mg/dl = 0,1–0,35 g/l.
Quotient Albumin i.S.: Albumin i.L. ≤ 0,007

MA 1 ml Liquor

(!) Bestimmung der Liquorkonzentration allein nicht hilfreich, zur Berechnung des Serum/Liquor-Quotienten ist die Bestimmung von ☞ Albumin im Serum parallel notwendig.

DD ↑: Störungen der Blut-Liquor-Schranke
☞ Liquoranalyse
☞ Immunglobuline im Liquor

Albumin i.S. +

RB 3,7–5,3 g/dl = 37–53 g/l

MA 1 ml Serum

DD ↑: Pseudohyperalbuminämie bei Exsikkose

↓: Enteraler oder renaler Proteinverlust, Verbrennungen mit dermalem Proteinverlust, Malabsorption, akute und chronische Infektionen, maligne Erkrankungen, Leberzirrhose, Schwangerschaft, Mangelernährung

+++

Albumin i.U.

RB Urin: ≤ 20 mg/g Kreatinin im Urin oder ≤ 30 mg/24 h

MA 50 ml Urin, bei Bezug auf Kreatinin im Urin: 2. Morgenurin

DD ↑: Geschädigter glomerulärer Filter: Frühsymptom bei diabetischer Nephropathie. Zusammen mit anderen Proteinen bei anderen Erkrankungen der Niere und der ableitenden Harnwege. Zur Differenzierung ☞ Disk-Elektrophorese durchführen

+++

Aldosteron i.S.

RB 12–150 ng/l

MA 1 ml Serum, tiefgefroren
Bettruhe mindestens 2 h vor Blutentnahme, 2–6facher Anstieg nach 2 h Orthostase (Auch Bestimmung unter Orthostase möglich).
Wenn nicht kontraindiziert, 8 Tage vor dem Test Antihypertensiva, Diuretika, β-Blocker, Laxanzien, Kortikosteroide, Antidepressiv und 3 Wo. vorher Aldosteronantagonisten absetzen.

DD ↑: Hyperaldosteronismus, zur Differenzierung primär/sekundär: Renin bestimmen

↓: Nebennierenrindeninsuffizienz, Hypopituitarismus

Alkalische Phosphatase +++

RB Erwachsene: 60–180 U/l jeweils Gesamt-AP
Kinder: bis 10 d: 110–450 U/l
bis 12 Mon.: 110–700 U/l
bis 8 J.: 110–600 U/l
bis 15 J.: 110–700 U/l
(bei Kindern hauptsächlich Knochenisoenzym)

MA 1 ml Serum
Im Einzelfall postprandiale Erhöhung der Darm-AP möglich, daher nach Möglichkeit 12stündige Nahrungskarenz

(!) Bei unklarer Veränderung Auftrennung der Isoenzyme. Dies ist jedoch selten indiziert, da Differenzierung meistens durch parallele Bestimmung von ☞ γ-GT und ☞ LAP möglich.
Falsch-erhöhte Werte finden sich bei Einnahme folgender Medikamente: Allopurinol, Carbamazepin, Cotrimoxazol, Cyclophosphamid, Erthromycin, Goldpräparate, Isoniacid, Ketokonazol, Methotrexat, α-Methyl-Dopa, Naproxen, Nitrofurantoin, Oxacillin, Papaverin, Penicillamin, Phenobarbital, Phenytoin, Primidon, Propylthiouracil, Ranitidin, Rifampicin, Trimethoprim/Sulfamethoxazol, Sulfasalazin.

DD **Leber-AP über 120 U/l ↑:** hepatozelluläre Schädigung
Gallengangs-AP ↑: Cholestase, Cholangiokarzinom, hepatozelluläres Karzinom, Leberfiliae

Knochen-AP über 90 U/l ↑: Ostitis deformans, Rachitis, Osteomalazie, Hyperparathyreoidismus, Fraktur, Osteomyelitis, maligne Erkrankungen, physiologisch im Wachstum

Plazenta-AP ↑: Eventuell bei malignen Erkrankungen, physiologisch im letzten Schwangerschaftsdrittel

Dünndarm-AP über 90 U/l ↑: Leberzirrhose, Cholestase, chronische Hämodialyse, entzündliche Dünndarmerkrankungen, bei Blutgruppe B und 0 physiologisch möglich

+++ **AMA**

Antimitochondriale Antikörper

Synonym: MAK

RB < 1 : 40

MA 5 ml Serum

(!) 9 Subtypen gegen verschiedene mitochondriale Antigene bekannt (M_1–M_9), in unklaren Fällen Subtypisierung durchführen lassen.

DD ↑↑: Fast alle Fälle von primär biliärer Zirrhose (Anti-M_2, hochspezifisch, Anti-M_4 und Anti-M_9)

↑: Lues II (Anti-M_1), systemischer Lupus erythematodes (Anti-M_5), medikamenteninduzierter Lupus (Anti-M_3)
Überlappungssyndrom von primär biliärer Zirrhose und chronisch aktiver Hepatitis (Anti-M_4)
Kardiomyopathie (Anti-M_7)
Unter Umständen unspezifisch positiv bei Personen mit Kontakt zu Patienten mit primär biliärer Zirrhose; diese Antikörper richten sich gegen dieselben Proteine wie die Anti-M_2-Anti-M_4 oder Anti-M_9-Antikörper, allerdings gegen andere Epitope (sog. NOMAs = natural occuring mitochondrial antibodies). ☞ Tab. S. 149

+++ **δ-Aminolävulinsäure**

ALA

Synonym: ALS

RB < 6,5 mg/24 h (<50 μmol/24 h)

MA 20 ml-Aliquot eines ☞ 24-h-Sammelurins. Urin im lichtgeschützten Gefäß sammeln und versenden, Urinvolumen angeben

DD ↑: Bleiintoxikation, akute intermittierende Porphyrie, Porphyria variegata (in akuter Krankheitsphase), hereditäre Koproporphyrie
Zur Differentialdiagnose ☞ Porphyrine im Urin

A
B
C

Ammoniak i.P. +

RB F: 19–82 µg/dl (11,16–42,41 µmol/l)
M: 25–95 µg/dl (12,93–50,07 µmol/l)
bei Neugeborenen höher

MA 3 ml EDTA-Plasma, Blutentnahme im Labor oder sofortige Aufbereitung in Kühlzentrifuge und tiefgefrieren

DD ↑: Portosystemische Enzephalopathie, höher bei Leberausfallskoma als bei Leberzerfallskoma

α-Amylase i.S. +

RB 40–130 U/l

MA 1 ml Serum oder 1 ml Heparinplasma, laborabhängig

(!) Bei unklaren Erhöhungen Auftrennung in Pankreas- und Parotis-Isoenzym möglich, aber selten indiziert, da Differenzierung durch Parallelbestimmung von ☞ Lipase meistens problemlos.

DD ↑: Pankreatitis, Pankreasaffektionen, Parotitis, Parotisaffektionen, Makroamylasämie, Niereninsuffizienz
Bei unklaren Veränderungen ☞ Amylase im Urin bestimmen.

+

α-Amylase i.U.

RB ≤ 600 U/l

MA Aliquot eines ☞ 12 h-Sammelurins
Bestimmung im Spontanurin kann erwogen werden (s.u.)

DD ↑: Pankreatitis, Pankreasaffektionen, Parotitis, Parotisaffektionen, falsch hohe Werte nach Gabe von Hydroxyethylstärke

↓: Makroamylasämie, Niereninsuffizienz, falsch niedrige Werte nach Dextrangabe

(!) Bei flüchtigen Pankreatitiden z.B. biliärer Genese, kann die erhöhte Ausscheidung von Amylase über die Niere der einzig mögliche laborchemische Nachweis sein. Wenn ein nur sehr kurzzeitiger Anstieg der Amylase erwartet wird, sollte die Untersuchung des Spontanurins erwogen werden.

+++

ANA

Antinukleäre Antikörper

Synonym: ANF (antinukleäre Faktoren)

RB ≤ 1 : 160

MA 5 ml Serum

(!) Heterogene Gruppe von Autoantikörpern gegen verschiedene nukleäre Antigene, Suchtest für chronische Erkrankungen mit veränderter Immunitätslage.

DD ↑: Kollagenosen: Systemischer Lupus erythematodes, diskoider Lupus erythematodes, Sjögren-Syndrom, Sklerodermie, Sharp-Syndrom = Mixed connective tissue disease, medikamentös induzierter Lupus, rheumatoide Arthritis, Polymyositis, Dermatomyositis (≤ 50 %)
fakultativ ↑: Chronische Hepatitis (ca. 30 %), primär biliäre Zirrhose (25 %–40 %), chronische Hämodialyse, bei Gesunden > 60 J. (≤ 25 %)
Autoantikörper bei Kollagenosen ☞ Tab. S. 150

ANCA

+++

Antineutrophile zytoplasmatische Antikörper

RB ≤ 4

MA 5 ml Serum

(!) Die Antikörper richten sich gegen zwei verschiedene zytoplasmatische Antigene in neutrophilen Granulozyten: Myeloperoxidase (= Anti-MPO = pANCA = ANCA mit perinukleärem Fluoreszenzmuster) und Proteinase 3 (= PR3-ANCA = cANCA = ANCA mit zytoplasmatischem Fluoreszenzmuster).

DD Wegenersche Granulomatose (bei 90 % Nachweis von cANCA, bei 10 % Nachweis von pANCA; z.T. pulmorenales Syndrom)
Panarteriitis nodosa (häufig auch ANA ↑, Rheumafaktor ↑, oft Nachweis von HBsAg bzw. Anti-HBs, ☞ Hepatitisserologie)
Churg-Strauss-Syndrom (bei 60 % Nachweis von mindestens einem der beiden Autoantikörper, meist pANCA; Eosinophilie)
Mikroskopische Polyangiitis (bei 50 % Nachweis von mindestens einem der beiden Autoantikörper; häufig pulmorenales Syndrom)

(!) Fehlender Nachweis von ANCA schließt keine Vaskulitis aus!

Fakultativ ↑: Colitis ulcerosa (75 %), primär sklerosierende Cholangitis (75 %), primär biliäre Zirrhose (30 %), M. Crohn (20 %), unter Umständen Autoimmunhepatitis Typ 1, ☞ Tab. S. 150

+++

Anti-Glutamat-Dekarboxylase-Antikörper

Synonym: GADA

RB < 1500 IU/ml

MA 1 ml Serum

(!) GADA persistieren nach Beginn eines Diabetes mellitus sehr viel länger als ☞ ICA und können daher auch bei mehrjährigem Krankheitsverlauf eines autoimmunbedingten Diabetes mellitus noch erhöht sein.

DD ↑: bei 90 % der Typ-1-Diabetiker bei Erstmanifestation, bei Verwandten 1. Grades von Diabetikern (ohne klinische Manifestation). Hohe Ak-Titer oft bei Diabetes-Manifestation jenseits des 20. Lebensjahres.
Gleichzeitige Untersuchung auf ☞ Inselzell-Autoantikörper (ICA), ☞ Tyrosin-Phosphatase-Antikörper (IA2-Antikörper) und ☞ Insulin-Autoantikörper erhöht die diagnostische Sicherheit bezüglich der Prädiktion des Auftretens eines Diabetes mellitus.

++

Antikörper-Suchtest

RB negativ

MA 5 ml Vollblut

(!) Obligat in der Schwangerenvorsorge und bei der Blutgruppenserologie

DD Bei positivem Test Untersuchung in der 27. Schwangerschaftswoche wiederholen, ggf. Untersuchung auf Antikörper gegen Erythrozyten des Kindsvaters.
Nachgewiesen werden normalerweise nicht vorkommende = irreguläre Antikörper gegen definierte Antigene auf Testerythrozyten.

☞ Coombstest
☞ Kältehämolysine
☞ Donath-Landsteiner-Hämolysine

Antithrombin III

AT III

RB Aktivität: 80–120 %
Konzentration: 0,14–0,39 g/l

MA 5 ml Zitratblut, sofortige Verarbeitung im Labor oder sofortige Zentrifugation und Versand des tiefgefrorenen Materials

DD ↑: Cholestase, Therapie mit Kumarinderivaten

↓: Verbrauchskoagulopathie: obligate Untersuchung bei Verdacht auf disseminierte intravasale Gerinnung (☞ Fibrinspaltprodukte, ☞ Fibrin-Dimere, ☞ Fibrinogen), sehr früher Marker der Verbrauchskoagulopathie. Therapie mit Heparin, Einnahme von Ovulationshemmern, Lebersynthesestörung, nephrotisches Syndrom, hereditärer AT III-Mangel

Bei Verdacht auf hereditären AT III-Mangel sind Mehrfachbestimmungen obligat, evtl. in größerem zeitlichen Abstand.

Bei der Diagnostik der Thrombophilie ist die Bestimmung der AT III-Aktivität notwendig, da auch bei normaler Konzentration funktionelle Defekte nicht auszuschließen sind.

+++

α_1-Antitrypsin

RB 190–350 mg/dl
im Kindesalter höhere Werte, ca. 150–400 mg/dl

MA 1 ml Serum

DD ↑: Entzündungen als Akutphase-Protein

↓: Ikterus prolongatus neonatorum, kindliche Leberzirrhose, kindliche Lungenerkrankung, Leberzirrhose Erwachsener, Lungenemphysem Erwachsener

(!) Bei Verdacht auf α_1-Antitrypsin-Mangel sollte eine Phänotypisierung durchgeführt werden, um die Notwendigkeit einer Substitution abschätzen zu können. Die Aktivität sollte sicher über 35 % der Norm liegen.

++

APC-Resistenz

Resistenz gegen aktiviertes Protein C

Synonym: Faktor-V-Leiden

RB > 2,3

MA 5 ml Zitratblut

DD APC-Ratio < 2,3 und > 1,5: heterozygote Faktor-V-Mutation. APC-Ratio < 1,5: homozygote Faktor-V-Mutation. Diagnostik der Thrombophilie bei Patienten mit Thrombosen oder Thrombembolien, sehr häufige hereditäre Störung mit Thrombophilie.
Interferenz mit ☞ Lupusantikoagulans möglich.
Bei positivem Test Nachweis der Punktmutation durch Polymerasekettenreaktion (PCR) möglich (teuer).

(!) Gängig sind zwei verschiedene Bestimmungsmethoden, eine interferiert mit Kumarintherapie, die andere interferiert mit Heparintherapie (dies kann jedoch neutralisiert werden) → Bei Pat. mit laufender Antikoagulation Rücksprache mit dem Labor nehmen.

Basalmembran-Antikörper +++

Gegen alveoläre und glomeruläre Basalmembran

RB < 1 : 40

MA 1 ml Serum

DD ↑: Goodpasture-Syndrom, M. Ceelen

Gegen epidermale Basalmembran

RB negativ

MA 1 ml Serum

DD ↑: Herpes gestationis, bullöses Pemphigoid (in 70–80 %), lineare IgA-Dermatose = IgA-Pemphigoid (in 10–30 %)

(!) Evtl. Bestimmung von Stachelzelldesmosomen-Antikörpern.
Serologie ersetzt nicht die Hautbiopsie.

Bilirubin i.S.

RB Gesamtbilirubin: ≤ 1 mg/dl (≤ 17,1 µmol/l)
indirektes Bilirubin: ≤ 0,7 mg/dl (≤ 12 µmol/l)
direktes Bilirubin: ≤ 0,3 mg/dl (≤ 5,1 µmol/l)

MA 2 ml Serum lichtgeschützt.
Bilirubinkonzentration fällt in nicht lichtgeschützten Proben stark ab. Hämolyse der Probe führt zu falsch niedrigen Bilirubinwerten

DD **Vorwiegend indirektes Bilirubin ↑:** Hämolytische Anämie, ineffektive Erythropoese (Perniziosa, Thalassämie), Resorption großer Hämatome, Meulengracht-Syndrom, Crigler-Najjar-Syndrom, Icterus neonatorum, medikamentös bedingt (Vitamin K, Chloramphenicol), Leberparenchymschaden unterschiedlicher Ätiologie
Gesamtbilirubin > 3 mg/dl spricht eher gegen Hämolyse

Vorwiegend direktes Bilirubin ↑: Posthepatischer Ikterus = Verschlußikterus, Leberparenchymschaden unterschiedlicher Ätiologie, Rotor-, Dubin-Johnson-Syndrom, rezidivierende Schwangerschaftscholestase und medikamentös bedingt (durch Androgene, Acetylsalicylsäure, Azathioprin, Captopril, Carbamazepin, Carbimazol, Chlorpromazin, Cotrimoxazol, Erthromycin, Goldpräparate, Halothan, Isoniacid, Methotrexat, α-Methyl-Dopa, Naproxen, Nitrofurantoin, Paracetamol, Penicillamin, Phenytoin, Propylthiouracil, Ranitidin, Rifampicin, Trimethoprim/Sulfamethoxazol, Sulfasalazin)

(!) Differenzierung direktes/indirektes Bilirubin ab Gesamtbilirubin ≥ 2 mg/dl sinnvoll ☞ Bilirubin i.U.

Bilirubin i.U.

+

RB Negativ

MA 20 ml Urin

DD Bilirubin ist im Urin nur nachweisbar bei erhöhter Serumkonzentration des direkten, konjugierten Bilirubins. ☞ Bilirubin i. S.

Differentialdiagnose des Ikterus			
	Hämolytischer Ikterus	Intrahepatischer Ikterus	Verschlußikterus
Stuhlfarbe	normal	acholisch	acholisch
Bilirubin i.U.	normal	↑	↑↑
Urobilinogen i.U.	↑↑	↑	normal
Direktes Bilirubin i.S.	normal bis ↑	↑	↑↑
Indirektes Bilirubin i.S.	↑↑	↑	normal bis ↑

Blut i.U.

RB Negativ

MA Frischer ☞ Mittelstrahlurin.
Für Beurteilung der Erythrozytenmorphologie 2. Morgenurin nehmen und Urin unverzüglich aufarbeiten.

(!) Hämaturie (vollständige Erythrozyten im Urin) führt im Streifenschnelltest zu einem gesprenkelten Farbumschlag, Hämoglobinurie (☞ Hämoglobin i.U.) führt zu einem homogenen Farbumschlag des entsprechenden Feldes.

DD ↑↑↑: Tumoren der Nieren und ableitenden Harnwege, Antikoagulantientherapie, hämorrhagische Diathese, Tuberkulose, Zystennieren

↑↑: Glomerulonephritis, Infektionen der Harnwege, Urolithiasis

↑: Fieber, physische Belastung, Vasopathien

Blutbild

RB

	Männer	Frauen
Hämoglobin	14–18 g/dl	12–16 g/dl
Hämatokrit	0,38–0,52	0,36–0,46
Erythrozyten	4,2–6,0/pl	3,9–5,3/pl
Leukozyten	4–10/nl	
Thrombozyten	150–400/nl	
☞ Retikulozyten	0,8–2,2 %	0,8–4,1 %
MCH (HB_E)	27–34 pg	
MCV	83–95 fl	
MCHC	32–36 g/dl	

MA 3 ml EDTA-Blut

DD

Hämoglobin, Hämatokrit, Erythrozyten

↑: Polyglobulie, Exsikkose, Polycythämia vera

↓: Anämie (bei mikrozytärer Anämie Hämoglobin stärker, bei makrozytärer Anämie Erythrozyten stärker verändert)

Leukozyten

↑: Entzündungsreaktionen, hämatologische Systemerkrankungen. Differenzierung obligat!

↓: Knochenmarkschädigung, virale Infektionen, Immunopathien

Thrombozyten

↑: Starke Blutung, Infektionen, Entzündungen, verschiedene Tumoren, postoperativ, Hämolyse, myeloproliferative Erkrankungen, Splenektomie

↓: Eventuell Pseudothrombozytopenie, daher mindestens einmal Kontrolle im sofort untersuchten Zitratblut. Immunthrombozytopenie (autoimmun-chronisch, parainfektiös-akut), medikamentöse, toxische Einflüsse, Verbrauchskoagulopathie, hämolytisch-urämisches Syndrom, thrombotisch-thrombozytopenische Purpura, Vitamin B_{12},

Folsäuremangel, Fanconi-Syndrom, Wiskott-Aldrich-Syndrom, aplastische Anämie, Myelodysplasie, Zytostatikatherapie, Radiatio, Knochenmarkinfiltration durch Malignome, Hypersplenismus, Infektionen, Autoimmunopathien, Knochenmarkschädigung, heparininduzierte Thrombopenie

Retikulozyten

↑: akute Hypoxie, akute Blutung, hämolytische Anämie, Substitutionstherapie einer Mangelanämie

↓ bzw. inadäquat ↓: Eisen-, Vitamin B_{12}-, Folsäuremangel, myelodysplastisches Syndrom, Knochenmarkdepression, renale Anämie, Eisenverwertungsstörung bei Entzündungen, Tumoren

Erythrozytenindizes

MCH = mean corpuscular hemoglobin
MCV = mean corpuscular volume
MCHC = mean corpuscular hemoglobin concentration

MCH sowie MCV ↑: Makrozytose bei: Vitamin B_{12}-, Folsäuremangel, hierbei MCHC oft normal

MCH und MCV ↓: mikrozytäre, hypochrome Anämie bei Eisenmangel, Thalassämie, sideroblastische Anämie, gelegentlich bei Eisenverwertungsstörung.

MCH, MCV normal bei Hämolyse, Blutungsanämie sowie den meisten Fällen von Tumor- oder Entzündungsanämie

MCHC ↓: Fortgeschrittene hypochrome mikrozytäre Anämie

MCHC ↑: De facto nur bei hereditärer Sphärozytose, Sichelzellanämie

MCHC normal bei allen übrigen Anämien

Blutbild (Differential)

A
B
C

Stabkernige Neutrophile	3–5 %
Segmentkernige Neutrophile	54–62 %
Monozyten	3–8 %
Eosinophile	1–4 %
Basophile	0–1 %
☞ Lymphozyten	20–40 %

DD

Neutrophile sowie Stabkernige ↑ und evtl. Nachweis von jugendlichen Formen: Akute Infektionen, weniger bei viralen Erkrankungen, entzündl. Erkrankungen, nach Myokardinfarkt, Ketoazidose, Urämie, Thyreotoxikose, myeloische Leukämien, nach Splenektomie (bis zu Jahren), akute Blutung, physische Belastung, Schwangerschaft
Neutrophile ↓: Agranulozytose (medikamentös, toxisch, Bestrahlung, Knochenmarksverdrängung), Infektionen, z.B. Masern, Röteln, Influenza, Typhus, Malaria, schwere septische Krankheitsbilder, Hypersplenismus

Monozyten ↑: Abklingende akute Infektionen, chronisch entzündliche Darmerkrankungen, Endocarditis lenta, myeloproliferative Erkrankungen, Hodgkin-Lymphom, verschiedene parasitäre Erkrankungen

Basophile ↑: Myeloproliferative Erkrankungen

Eosinophile ↑: Allergische Erkrankungen, verschiedene Dermatosen, parasitäre Erkrankungen, maligne Erkrankungen: Lymphome, Leukämien, metastasierende Karzinome, bei abklingenden akuten Infektionen (Morgenröte der Heilung)
Eosinophile ↓: Kortikoidexzess: Steroidtherapie, Cushing-Syndrom

Lymphozyten ↑: Verschiedene Infektionen: Keuchhusten, infektiöse Mononukleose, Zytomegalie, Hepatitis u.a.
Lymphozyten ↓: Kortikoidexzeß, Miliartuberkulose, systemischer Lupus erythematodes, Urämie, Hodgkin-Lymphome, Malignome, z.T. bei myeloproliferativen Erkrankungen

Erythrozyten

Anisozytose: ausgeprägte Größendifferenz bei vielen Anämien
Anulozyten: schmaler Hämoglobinring in der Peripherie bei Eisenmangel
Basophile Tüpfelung: Bleiintoxikation
Cabotringe: Bei überstürzter Neubildung
Dakryozyten: Tränentropfenform bei Osteomyelofibrose
Drepanozyten: Sichelzellen bei Sichelzellanämie
Fragmentozyten: Bei gestörter Mikrozirkulation, z.B. bei hämolytisch-urämischem Syndrom, disseminierter intravasaler Gerinnung, Moschkowitz-Syndrom
Geldrollenbildung: z.B. bei monoklonaler Gammopathie
Howell-Jolly-Körperchen: Nach Splenektomie, bei funktioneller Asplenie
Megalozyten: Große, ovale Erys bei megaloblastischer Anämie
Ovalozyten: Bei Elliptozytose
Poikilozytose: Abnorme Morphologie bei verschiedenen Anämien, Hämoglobinopathien
Polychromasie: Bleiintoxikationen, Hämolyse, Thalassämie
Sphärozyten: Kugelig wirkende Erys ohne zentrale Aufhellung bei hereditärer Sphärozytose, hämolytischen Anämien
Targetzellen: Schießscheibenzellen bei Thalassämie, Leberzirrhose, hämolytischer Anämie, schwerem Eisenmangel, nach Splenektomie

Granulozyten

Auerstäbchen: Akute myeloische Leukämie
Döhle-Einschlußkörper*:* Bestandteil der toxischen Granulationen, Vorkommen bei schweren Infektionen, Verbrennungen, aplastischer Anämie, toxischen Einflüssen
Pelger-Huetsche Anomalie: autosomal dominant vererbte harmlose Störung

Blutbild (Morphologie)

Pseudo-Pelger-Zellen: Schwere Infektionen, Leukämie
Toxische Granulation: Wie Döhle-Körperchen
Übersegmentierung: megaloblastische Anämie (Vitamin B_{12}-, Folsäuremangel)

Lymphozyten

Gumprechtsche Kernschatten: Bei chronisch lymphatischer Leukämie
Lymphomonozytoide Reizformen: Bei infektiöser Mononukleose, Zytomegalie, Keuchhusten und anderen Infektionen, malignen Lymphomen.

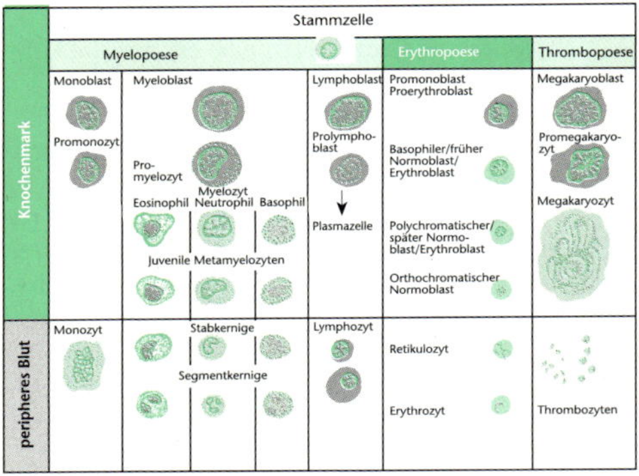

Abb. 1: Myelopoese

Blutgasanalyse (BGA)

Synonym: Säure-Basen-Status

RB

pO_2 (Sauerstoffpartialdruck):	70–104 mmHg (9,5–13,9 kPa)
pCO_2 (Kohlendioxidpartialdruck):	F: 32–43 mmHg (4,3–5,7 kPa) M: 35–46 mmHg (4,7–6,1 kPa)
pH:	7,36–7,42
Standardbikarbonat:	22–26 mmol/l
Base-excess:	-2 – +2 mmol/l
O_2-Sättigung:	94–98 %, im Alter niedriger

MA Arterielles Heparinblut, 5 ml
Arterialisiertes Kapillarblut
Luftblasenfreie Blutentnahme in Spezialröhrchen oder in mit Heparin gespülter Spritze, sofortige Probenbearbeitung

DD **Einteilung von Säure-Basen-Störungen**

Dekompensierte Störungen: pH-Wert hat den Normbereich (s.o.) verlassen.

Kompensierte Störungen: pH liegt (noch) im Normbereich, die Störung ist an den kompensatorischen Abweichungen von Base-Excess und Standardbikarbonat (s.u.) erkennbar.

Metabolische Störungen: Es fallen vermehrt Säure- oder Basenäquivalente aus dem Stoffwechsel an, oder die Regulationsfähigkeit von Leber oder Niere ist gestört. Die Kompensation erfolgt über die Lunge

Respiratorische Störungen: Die primäre Störung liegt im Bereich der Lunge; z.B. führt Retention von CO_2 bei respiratorischer Globalinsuffizienz zu respiratorischer Azidose; Kompensation erfolgt über die „metabolischen Organe“ Leber und Niere.

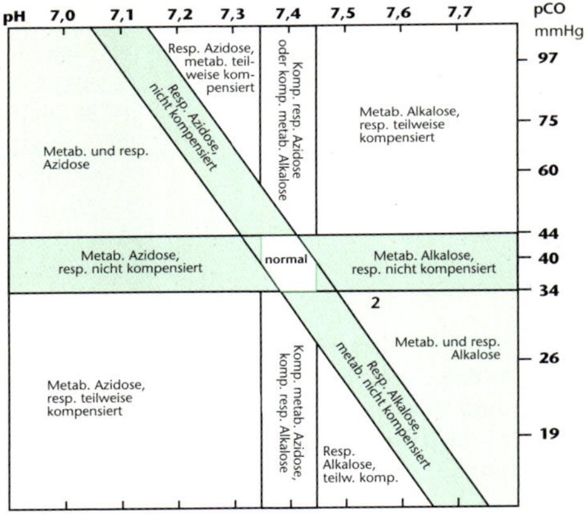

Abb. 2: Säure-Basen-Nomogramm (ABGA)

Blutgasanalyse				
	pH*	pCO_2 (mmHg)	Bikarbonat (mmol/l)	BE (mmol/l)
Normwerte	7,36–7,42	36–44	22–26	–2 bis +2
Metabol. Azidose	↓ oder ↔	↔ oder ↓	↓	negativ
Metabol. Alkalose	↑ oder ↔	↔ oder ↑	↑	positiv
Respirat. Azidose	↓ oder ↔	↑	↔ oder ↑	positiv
Respirat. Alkalose	↑ oder ↔	↓	↔ oder ↓	negativ

* Bei kompensierten Veränderungen ist der pH durch erhöhte oder erniedrigte Bikarbonatausscheidung bzw. CO_2-Abatmung noch im Normbereich; pCO_2, BE bzw. Standardbikarbonat jedoch pathologisch

Faustregel: Metabolisch **M**iteinander: Bei metabolischen Störungen verändern sich pH, Bikarbonat und pCO_2 stets gleichsinnig!

Nach Chlorid und Anionenlücke ist eine Einteilung der metabolischen Azidosen in 2 Gruppen möglich.

Anionenlücke: Na^+ i.S. minus (HCO_3^- i.S. + Cl^- i.S.)

normal 12 ± 4 mmol/l

Hyperchlorämisch mit normaler Anionenlücke (Subtraktionsazidose): Enteraler Bikarbonatverlust, Acetazolamidtherapie, anderer renaler Bikarbonatverlust.

Normochlorämisch mit vergrößerter Anionenlücke (Additionsazidose): *K*etoazidose, *U*rämie, *S*alizylatintoxikation, *M*ethanolintoxikation (und andere Intoxikationen), *A*ddison-Krise, *U*rämie, *L*aktatazidose

(!) Merkwort: KUS(S)MAUL

Blutgruppenserologie +

MA 10 ml Vollblut

(!) Das Röhrchen muß unbedingt mit Namen, Vornamen, Geburtsdatum des Patienten beschriftet sein.

DD AB0-Blutgruppen und Rhesusformel sowie ☞ Antikörper-Suchtest z.B. vor Operationen oder größeren diagnostischen Prozeduren, vor Einleitung einer Antikoagulantientherapie

Blutungszeit +

RB 2–7 Min. (nach Ivy), 3–9 Min. (nach Simplate)

DD Grob orientierender Suchtest bei hämorrhagischer Diathese, vor allem bei V.a. Thrombozytopathie oder von Willebrand-Syndrom, weitere Abklärung durch Thrombelastogramm.

↑: Thrombozytopenie, von Willebrandt-Syndrom, angeborene Thrombozytendefekte, Urämie, Medikation mit Thrombozytenaggregationshemmern, nicht steroidale Antiphlogistika, Dextrane

Besser reproduzierbar:
Blutungszeit in vitro, jedoch keine Aussage über Gefäßwand möglich

Blutkörperchensenkungs-geschwindigkeit

Synonym: BKS

RB Männer: ≤ 15 mm nach 1 h
Frauen: ≤ 25 mm nach 1 h

MA 2 ml Zitratblut

(!) Beeinflussung der BSG (↑ oder ↓) durch antiphlogistische Therapie

DD Geeignet als Suchtest bei entzündlichen und tumorösen Veränderungen. Die BSG steigt spät an und fällt spät wieder ab, daher zur Verlaufsbeurteilung akuter Erkrankungen weniger gut geeignet als ☞ CRP.

↑↑: Infektionen, weniger bei viralen Erkrankungen, Entzündungen, Leukämien, Tumoren, nekrotisierende Prozesse, Gammopathien (hier Sturzsenkung), Autoimmunerkrankungen, nephrotisches Syndrom

↑: Anämie, Schwangerschaft, postoperativ, Kontrazeption, Menses

↓: Polyglobulie, Polycythaemia vera, Sichelzellanämie

A B C

CDT +++

Kohlenhydratdefizientes Transferrin

Synonym: Asialotransferrin

RB 6 % vom Gesamt-Transferrin

MA 1 ml Serum

DD ↑: Alkoholkonsum ≥ 60 g/d über mindestens 1 Wo., chronische Exposition gegenüber organischen Lösungsmitteln, Hepatopathien nicht alkoholischer Genese, hereditäre Stoffwechselstörungen (selten)

(!) CDT hat eine Halbwertszeit von 9–10 Tagen im Serum und eine höhere diagnostische Sensitivität und Spezifität als die übrigen Parameter, die als Hinweis auf einen Alkoholabusus angesehen werden können (γ-GT, DeRitis-Quotient > 1, MCV ↑), ein erhöhtes CDT ist jedoch keinesfalls ein Beweis für Alkoholabusus.

Chlorid i.S. +

RB 98–110 mmol/l
Kinder: 95–112 mmol/l

MA 1 ml Serum

(!) Falsch-niedrige Werte bei lipämischem Serum.

DD ↑: Renal-tubuläre Azidose, enteraler Bikarbonatverlust, nach Ureterosigmoidostomie

↓: Erbrechen, Hyperaldosteronismus, Hyperkortisolismus, exzessiver Lakritzgenuß, diuretische Therapie

Cholesterin i.S.

RB ≤ 200 mg/dl (≤ 5,17 mmol/l)
HDL-Cholesterin
Frauen: 45–65 mg/dl (1,16–1,68 mmol/l)
Männer: 33–45 mg/dl (0,85–1,16 mmol/l)

LDL-Cholesterin: ≤ 150 mg/dl (≤ 3,88 mmol/l)

LDL/HDL-Quotient:
normal ≤ 3,5
Graubereich 3,6–3,8
erhöht ≥ 3,9

MA 1 ml Serum
Blutentnahme am sitzenden oder liegenden Patienten, venöse Stauung maximal 1 Min. Konstante Ernährungsbedingungen. 12stündige Nahrungskarenz notwendig.

(!) Zur Abschätzung des atherogenen Risikos zusätzliche Bestimmung von Lipoproteinen sinnvoll (s. Lipid-Elektrophorese i.S., S. 105).

DD ↑: Hypothyreose, Cholestase, nephrotisches Syndrom, Diabetes mellitus, polygene Hypercholesterinämie, monogene Hypercholesterinämie, familiäre kombinierte Hyperlipidämie = Überproduktion von Apolipoprotein B100, durch Thiaziddiuretika, orale Kontrazeptiva (außer Minipille)

↓: Hyperthyreose, Malassimilationssyndrom, Malnutrition, hereditären Stoffwechselstörungen, längerfristige Medikation mit Vitamin C

Familiäre Hypoalphalipoproteinämie: HDL-Cholesterin unter 35 mg/dl erniedrigt

Cholinesterase (CHE)

Synonym: Pseudocholinesterase

RB Frauen: 2,5–7,4 kU/l
Männer: 3,5–7,4 kU/l

MA 2 ml Serum

DD ↑: Eiweißverlust: nephrotisches Syndrom, exsudative Enteropathie, Diabetes mellitus, Hypertriglyzeridämie, unkomplizierte Fettleber, Adipositas

↓: Leberparenchymschaden, Malnutrition, Malabsorption, Gravidität bis 6 Wo. postpartal, Kontrazeptiva, Therapie oder Intoxikation mit Cholinesteraseinhibitoren, schwere Erkrankungen: Infektionen und schwere Entzündungen, Malignome, Herzinfarkt, postoperativ, Hypothyreose, schwere Anämien, Urämie

(!) Atypische Cholinesterasen: erniedrigte Dibucainzahl (< 65) als Nachweis eines erhöhten Risikos verlängerter Wirkung von Muskelrelaxantien vom Typ des Succinylcholin. Die Dibucainzahl gibt die Restaktivität der Cholinesterase nach Hemmung mit Dibucain an.

+

Chymotrypsin im Stuhl

RB > 3 U/g

MA 2 g Stuhl
Zur Bestimmung der endogenen Chymotrypsin-Produktion Pankreasenzympräparate 5 Tage vorher absetzen. Alkoholkarenz.

DD ↓: Schwere exokrine Pankreasinsuffizienz, Verschluß des Ductus pancreaticus, glutensensitive Enteropathie, Proteinmangelernährung, unter Umständen bei pankreozibaler Asynchronie

(!) Wenig sensitiver Parameter in der Diagnostik chronischer Diarrhoen oder Malassimilationssyndrome. Um eine akzeptable Aussage zu erhalten, sollten Stuhlproben dreier unterschiedlicher Tage untersucht werden.
Diarrhoe führt durch Verdünnung zu falsch-niedrigen Werten.

CK (Kreatinkinase) +

Synonym: Kreatinphosphokinase (CPK)

RB Frauen: ≤ 70 U/l
Männer: ≤ 80 U/l

Isoenzyme
CK BB (Gehirn): ≤ 0,1 %
CK MB (Herzmuskel): ≤ 5 %
CK MM (Skelettmuskel): > 95 %
CK MiMi (Mitochondrien)

MA 2 ml Serum

DD ↑↑: Traumen, Muskelnekrosen, Myositis, Krampfanfall, Rhabdomyolyse

↑: Schwere körperliche Anstrengung, Myokardinfarkt, entzündliche Herzerkrankungen, Muskeldystrophien, Hypothyreose, maligne Tumoren, ausgedehnter, nicht muskulärer Gewebsuntergang

CK MB ist herzmuskelspezifisch, ein Anteil von ≥ 5 % bei eindeutig erhöhter Gesamtkreatinkinase bzw. eine Aktivität ≥ 10 U/l spricht für Myokardschädigung. Ein Anteil von ≥ 30 % spricht für eine Fehlbestimmung bei anderen Isoenzymen bzw. bei ☞ Makro-CK.

α_2-Coeruloplasmin +++

20–55 mg/dl

MA 1 ml Serum

DD ↑: Entzündungen als Akutphase-Protein, Schwangerschaft, Einnahme oraler Kontrazeptiva

↓: M. Wilson, exsudative Enteropathie, nephrotisches Syndrom, Proteinverlust anderer Ursache

Zur Diagnostik des M. Wilson zusätzlich ☞ Kupfer im Serum und im ☞ 24-h-Sammelurin bestimmen

Coombstest

RB Negativ

MA 5 ml Blut

DD Mit dem direkten Coombstest wird die Beladung von Erythrozyten mit Antikörpern nachgewiesen, mit dem indirekten Coombstest werden Antikörper gegen Antigene auf Testerythrozyten nachgewiesen

Direkter Coombstest positiv: Autoimmunhämolyse, Transfusionszwischenfälle, Morbus hämolyticus neonatorum. Differenzierung der Antikörper mittels monospezifischer Antiseren

Indirekter Coombstest positiv: Bildung inkompletter Antikörper nach Sensibilisierung (z.B. Rhesus-positiver Fötus bei Rhesus-negativer Mutter, nach Transfusionen), Bildung inkompletter Antikörper bei Autoimmunhämolyse

C-Peptid i.S.

RB 1,1–3,6 ng/ml

MA 1 ml Serum
Entnahme beim nüchternen Patienten

DD ↑: Häufig bei Diabetes mellitus Typ IIb, Insulinom

↓: Diabetes mellitus Typ I, häufig bei Diabetes mellitus Typ IIa, Sekundärversager einer Sulfonylharnstofftherapie, pankreatopriver Diabetes mellitus

Geeignet auch zur Verlaufskontrolle nach Erstmanifestation eines Diabetes mellitus Typ I (in der Honeymoon-Phase), bei Brittle-Diabetes.
Evtl. Ergänzung durch ☞ Fastentest

A
B
C

CRP +

C-reaktives Protein

RB < 0,5 mg/dl

MA 1 ml Serum

(!) Steigt von allen entsprechenden Parametern bei Entzündungen am schnellsten an und fällt am schnellsten wieder ab.

DD ↑: Akute und chronisch-entzündliche Erkrankungen, ein normales CRP schließt eine wesentliche bakterielle Infektion praktisch aus!
Bei Immunsuppression, z.B. durch eine Kortikoidmedikation, kann der Anstieg supprimiert sein.

Viele Autoimmunerkrankungen gehen auch bei hoher entzündlicher Aktivität mit einem normalen oder nur geringfügig erhöhten CRP einher, hierbei ist aber fast immer die ☞ BSG beschleunigt.

Disk-Elektrophorese ++

Synonym: SDS-PAG-Elektrophorese

MA 50 ml-Aliquot aus ☞ 24-h-Sammelurin

DD Mit dieser Methode werden die Proteine des Urins nach ihrem Molekulargewicht aufgetrennt, es lassen sich prärenale (z.B. ☞ Bence-Jones-Protein), glomeruläre (selektive: vor allem Albuminausscheidung, unselektive: auch höhermolekulare Proteine), tubuläre (Mikroproteine) und gemischte Proteinurien differenzieren.

+++

Donath-Landsteiner-Hämolysine

Synonym: bithermische Hämolysine

RB Negativ

MA 10 ml Vollblut; rasche Probenaufbereitung, sofortiger Transport ins Labor bei 4 °C, optimal ist Blutentnahme im Labor

DD ↑: Idiopathisch, oder bei: Mumps, Masern, Windpocken, Lues, Mykoplasmenpneumonie, infektiöser Mononukleose

Bei Vorliegen von Donath-Landsteiner-Hämolysinen kommt es nach Kälteexposition zu massiver Hämolyse.

☞ Coombstest
☞ Antikörper-Suchtest
☞ Kälteagglutinine

Dopamin i.U. +

RB Erwachsene: ≤ 450 µg/d (≤ 3,0 mmol/d)
Kinder: bis 12 Mon.: < 180 µg/d (< 1,2 µmol/d)
1–2 J.: ≤ 240 µg/d (≤ 1,6 µmol/d)

MA 20 ml eines ☞ 24-h-Sammelurins, angesäuert mit 10 ml Eisessig oder Salzsäure 10 % (Rücksprache Labor). Urin vor Entnahme des Aliquots gut mischen.
Schwere körperliche Aktivität meiden, wenn möglich vorher keine Barbiturate, Salizylate, Antihypertonika mit Beeinflussung der Adrenalinausschüttung (8 Tage Therapiepause), keine Röntgenkontrastmittel, die während der Sammelperiode über die Niere ausgeschieden werden.

Diät: Verzicht auf Alkohol, Kaffee, Tee, Vitamin B, Bananen

(!) Neben Dopamin sollten Adrenalin, Noradrenalin, evtl. Homovanillin- und Vanillinmandelsäure bestimmt werden. Die zusätzliche Bestimmung von Katecholaminen im Plasma kann hilfreich sein.

DD ↑↑: Phäochromozytom, Neuroblastom, Ganglioneurom, schwere arterielle Hypertonie

↑: Karzinoid, Cushing-Syndrom, akuter Myokardinfarkt

Bei krisenhafter Hypertonie kann der Befund auch bei Vorliegen eines Phäochromozytoms normal sein, wenn nicht während einer Blutdruckkrise oder unmittelbar danach gesammelt wurde.

☞ Adrenalin
☞ 5-HIES
☞ Noradrenalin i.U.
☞ Tab. S. 17

+++

dsDNS-Ak

Antikörper gegen Doppelstrang-DNS

RB < 40 U/ml

MA 1 ml Serum

DD ↑: Systemischer Lupus erythematodes (80–90 %), hierfür hoch spezifisch

+

Eisen i.S.

RB Frauen: 23–165 µg/dl (4–29,5 µmol/l)
Männer: 35–168 µg/dl (6,3–30,1 µmol/l)

MA 1 ml Serum
Zirkadiane Rhythmik: Höchstwerte morgens. Hämolyse vermeiden, nur kurze Stauung

(!) Zur Beurteilbarkeit eines veränderten Wertes sollten Ferritin und Transferrin mitbestimmt werden.

DD ↑ mit Ferritin ↑, Transferrin ↓: Primäre/sekundäre Hämochromatose, sideroblastische Anämie, Hämolyse, ineffektive Erythropoese (Thalassämie, megaloblastische Anämie), Porphyrie, Bleiintoxikation, Leberschädigung, Östrogenmedikation

↓ mit Ferritin ↓, Transferrin ↑: Blutungsbedingter Eisenverlust, Resorptionsstörung nach Magen-/Dünndarmresektion, Malnutrition, Malabsorption, Gravidität, Dialysepatienten

↓ mit Ferritin ↑, Transferrin ↓ (Verteilungs- oder Verwertungsstörung): Malignome, chronische Entzündung

☞ Ferritin
☞ Transferrin

Eisenbindungskapazität +++

RB 265–435 µg/dl (49–80 µmol/l)

MA 1 ml Serum

(!) Wenig sinnvolle Untersuchung, besser Ferritin und Transferrin zur Fragestellung Eisenmangel/Eisenüberladung bestimmen.

DD ↓: Hämochromatose, chronische Entzündungen, Leberzirrhose

↑: Eisenmangel, z.B. Blutverlust, Sprue, Gravidität

Eiweiß i.L. +

Synonym: Gesamteiweiß i.L.

RB 10–60 mg/dl

MA 1 ml Liquor

(!) Das Gesamteiweiß allein ist nicht aussagekräftig, zusätzliche Untersuchungen: Albumin im Liquor, Immunglobuline im Liquor.

DD ↑: Störungen der Blut-Liquor-Schranke wie entzündliche oder raumfordernde Erkrankungen

☞ Albumin im Liquor
☞ Immunglobuline im Liquor
☞ Liquoranalyse

Eiweiß i.S.

Synonym: Gesamteiweiß i.S.

RB 6,6–8,6 g/dl

MA 1 ml Serum
Blutentnahme im Liegen, keine lange Stauung, Hämolyse vermeiden

(!) Eine Aussage über quantitative Veränderungen der einzelnen Eiweißfraktionen ist nur durch eine ☞ Eiweißelektrophorese möglich, ein unauffälliges Gesamteiweiß schließt keinesfalls pathologische Veränderungen aus.

DD ↑: Leberzirrhose im kompensierten Stadium, Sarkoidose, Paraproteinämien, Dehydratation (Pseudo-Hyperproteinämie: bei Krankheiten mit absolutem Eiweißverlust sind bei Dehydratation dennoch erhöhte Eiweißwerte möglich!)

↓: Malnutrition, Malabsorption, Maldigestion, Leberzirrhose, nephrotisches Syndrom, exsudative Enteropathie, mechanischer Ileus; chronische Blutung, großflächige Verbrennungen, Amyloidose, Peritonitis, Hyperthyreose, Hyperhydratation

Eiweiß i.U.

Synonym: Gesamteiweiß i.U.

RB ≤150 mg/d

MA 10 ml-Aliquot eines ☞ 24-h-Sammelurins

(!) Bei erhöhter Eiweißausscheidung ☞ Disk-Elektrophorese sinnvoll. Bei positivem Streifentest immer Quantifizierung der Proteinurie anstreben.

DD ↑: Schädigungen der Nieren und der ableitenden Harnwege, Stauungsherzinsuffizienz, Fieber, orthostatische Albuminurie, starke körperliche Belastung (bis 250 mg/d physiologisch)

Eiweißelektrophorese

+

Synonym: Serum-Eiweißelektrophorese

RB

Albumin:	58–70 %,	3,2–50,4 g/l
α_1-Globulin:	1,5–4,0 %,	1,3–3,9 g/l
α_2-Globulin:	5,0–10,0 %,	5,4–9,3 g/l
β-Globulin:	8,0–13,0 %,	5,9–11,4 g/l
γ-Globulin:	10,0–19,0 %,	5,8–15,2 g/l

MA 1 ml Serum

(!) Sinnvoll ist die gleichzeitige Bestimmung von ☞ Eiweiß im Serum.

α_1- und α_2-Globulin

↑: Akute Entzündung, postoperativ, posttraumatisch, Myokardinfarkt: α_1↑, α_2↑
Malignome: α_1 (↑), α_2 ↑
Verschlußikterus, nephrotisches Syndrom: α_2 ↑

↓: Hypoproteinämien ☞ Eiweiß im Serum, α_1-Antitrypsinmangel (α_1), M. Wilson (α_2), Haptoglobinmangel (α_2), Mangel an Thyroxin-bindendem Globulin, akute und chronisch aktive virale Hepatitis

β-Globulin

↑: Paraproteinämien, nephrotisches Syndrom, Hyperlipidämie; Amyloidose; Verschlußikterus; Septikämie; M. Bechterew, Panarteriitis nodosa; Gravidität

↓: Chronische Lebererkrankungen, Antikörpermangel-Syndrom, Defektdysproteinämien

γ-Globuline

↑: Paraproteinämien (Elektrophorese: schmalbasige, spitze γ-Zacke): M. Waldenström, Plasmozytom, Schwerkettenkrankheit. Chronische Entzündung, Malignome, Verschlußikterus, HIV-Infektion, chronische Hepatitis

↓: Kongenitale Agammaglobulinämie, erworbene Hypogammaglobulinämie, nephrotisches Syndrom, exsudative Enteropathie, Amyloidose; Sepsis, Benzolintoxikation, Steroid- oder ACTH-Medikation oder -Bildung, Immunsuppressiva, Strahlentherapie

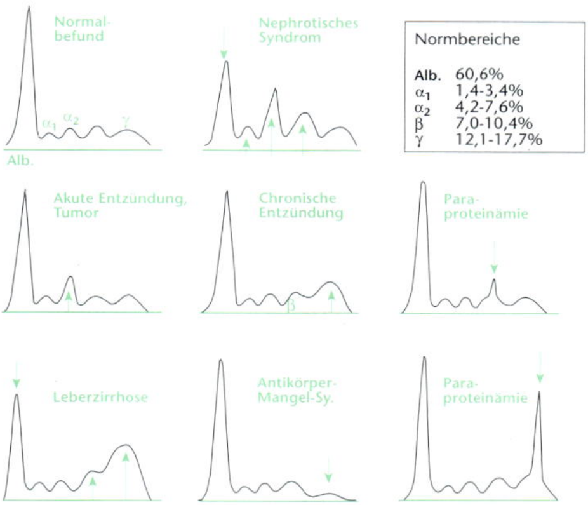

Abb. 3: Elektrophorese

ENA-Ak +++

Antikörper gegen extrahierbare nukleäre Antigene

RB negativ

MA 1 ml Serum

(!) Subgruppe der ☞ ANA, verschiedene Autoantikörper, die weiter differenziert werden können (☞ U1 RNP, ☞ Sm, ☞ SS-A, ☞ SS-B)

DD ↑: Systemischer Lupus erythematodes, Sjögren-Syndrom, Sklerodermie, Sharp-Syndrom, Polymyositis, Dermatomyositis
☞ Antikörpertabelle S. 150

D E F

Endomysium-Antikörper +++

RB Negativ

MA 1 ml Serum

(!) Bei IgA-Mangel muß die Bestimmung von Gliadin-Antikörpern der Klasse IgG speziell angefordert werden. Gleichzeitige Bestimmung von ☞ Gliadin-Ak sinnvoll.

DD Positiv bei einheimischer Sprue (Spezifität und Sensitivität > 90 %).
Titerhöhe korreliert mit der Aktivität der Erkrankung und mit dem Ausmaß der Zottenatrophie.
Dermatitis herpetiformis Duhring: positiv bei Dünndarmbeteiligung (90 %).
In unklaren Fällen Dünndarmbiopsie anstreben.

+++

Erythropoetin i.S.

RB 6–25 U/l

MA 2 ml Serum

(!) Wenig hilfreich in der Differentialdiagnostik von Anämien, geeignet zur Verlaufskontrolle unter Erythropoetintherapie bei chronischer Niereninsuffizienz, zur Beurteilung der Möglichkeit einer Erythropoetintherapie bei Tumoranämie

DD ↑: Anämien nicht renaler Genese, Polyglobulien, hypernephroides Karzinom, Hämangioblastom, Hepatom, Medulloblastom, Myome, 2. Schwangerschaftshälfte

↓: Chronische Niereninsuffizienz (Wert kann durchaus innerhalb des Referenzbereiches liegen, ist aber in Relation zur Anämie zu niedrig. Renale Anämie ist bei einem Serumkreatinin ≤ 3 mg/dl unwahrscheinlich.), Polycythaemia vera

+

Erythrozyten i.U.

RB ≤ 2 Erythrozyten pro hochauflösendem Gesichtsfeld
≤ 20 % dysmorphe Erythrozyten

MA 10 ml Urin, Sediment des sofort aufgearbeiteten 2. Morgenurins

DD Anteil dysmorpher Erythrozyten bei Erythrozyturie ↑: Glomeruläre Ursache, dann oft auch Nachweis von Erythrozytenzylindern.
Fehlender Nachweis dysmorpher Erythrozyten (≤ 20 %) spricht für Blutungsquelle distal der Glomerula.

☞ Blut im Urin
☞ Urinsediment

Erythrozytenresistenz +++

Synonym: osmotische Resistenz

DEF

RB Beginnende Hämolyse bei Zugabe von 0,46–0,42 %iger NaCl-Lösung
Komplette Hämolyse bei Zugabe von 0,34–0,30 %iger NaCl-Lösung

MA 5 ml EDTA-Blut
Sofortige Probenaufbereitung nach Blutentnahme, optimal ist eine Blutentnahme im Labor.

(!) Glukosezusatz kann die Hämolyse bei Sphärozytose vermindern.

DD Osmotische Resistenz ↑: Ausgeprägt mikrozytäre Veränderungen, vor allem Thalassämie
Osmotische Resistenz ↓: Sphärozytose (sowohl hereditär als auch erworben), Elliptozytose

Eine normale osmotische Resistenz schließt eine milde Form der hereditären Sphärozytose keinesfalls aus. Nach Inkubation des Blutes für 24 h bei 37 °C ist die osmotische Resistenz aber in praktisch allen Fällen von hereditärer Sphärozytose vermindert

+++

Faktor VIII: C

RB > 60 %

MA 5 ml Zitratblut

DD ↓: Hämophilie A, von-Willebrand-Syndrom Typ 3

+

Faktor IX

RB 80–120 %

MA 5 ml Zitratblut

DD ↑: Medikation mit Steroiden, Vitamin K

↓: Hämophilie B, Kumarintherapie, Vitamin K-Mangel, Lebersynthesestörung, Verbrauchskoagulopathie

+

Ferritin i.S.

RB Frauen: 13–651 µg/l
Männer: 4–665 µg/l

MA 1 ml Serum

DD ↑ bei erhöhtem oder normalem Serumeisen: Hämochromatose, Transfusionshämosiderose, ineffektive Erythropoese, Lebererkrankungen. Plasmozytom und maligne Lymphome, andere Malignome, chronische Entzündungen

↓: Latenter und manifester Eisenmangel, bei letzterem Ferritin < 15 µg/l, Proteinverlust, Gravidität, akuter Blutverlust (Ferritin sinkt nach 2 Wo.)

(!) Ferritin ist ein intrazellulärer Eisenspeicher, die Serumkonzentration reflektiert das Ausmaß der Eisenspeicherung des Körpers.
☞ Eisen i.S.
☞ Transferrin i.S.

α_1-Fetoprotein (AFP) +++

RB ≤ 10 IU/ml (14,3 ng/ml)
Schwangerschaft:
15. SSW: 16,6–42,3 IU/ml (23,7–60,5 ng/ml)
16. SSW: 19,8–61,3 IU/ml (28,3–87,7 ng/ml)
17. SSW: 20,5–81,9 IU/ml (21,3–117,1 ng/ml)
18. SSW: 22,2–88,5 IU/ml (31,7–126,6 ng/ml)
20. SSW: 27,5–125,5 IU/ml (39,3–179,5 ng/ml)

MA 1 ml Serum

DD ☞ Tumormarker für hepatozelluläres Karzinom, Keimzelltumoren, Lebermetastasen bei gastrointestinalen Malignomen. Leicht erhöht bei verschiedenen Lebererkrankungen.
In der Schwangerschaft ↑: V.a. Neuralrohrdefekte, Mehrlingsschwangerschaften

Fibrin-Dimere +

RB 20–400 µg/l

MA 5 ml Zitratblut
Die unten angegebenen Medikamente sollten, soweit möglich, vorher abgesetzt werden.

DD ↑: Akute Verbrauchskoagulopathie, sehr sensitiver und früh ansteigender Parameter, chronische Verbrauchskoagulopathie bei neoplastischen Erkrankungen, Thrombosen, Thrombembolien
Medikamentös bedingt: Furosemid, ADH-Analoga, Nikotinsäurederivate

☞ Fibrinspaltprodukte
☞ AT III

+

Fibrinogen i.P.

RB 200–450 mg/dl (5,88–11,76 µmol/l)

MA 5 ml Zitratblut

DD ↑: Akutphase-Reaktion, nephrotisches Syndrom

↓: Hereditäre oder erworbene Fibrinogenmangelzustände, Verbrauchskoagulopathie, Lebersynthesestörung

Bei Verbrauchskoagulopathie, z.B. im Rahmen einer Sepsis, kann das Fibrinogen erhöht, normal oder erniedrigt sein. Zur Interpretation ist ein Ausgangswert notwendig, alternativ können ☞ Fibrin-Dimere und ☞ Fibrinspaltprodukte bestimmt werden.

+++

Fibrinspaltprodukte

RB Latextest: ≤ 1 mg/l

MA 5 ml Zitratblut
Die unten angegebenen Medikamente sollten, soweit möglich, vorher abgesetzt werden.

DD ↑: Akute Verbrauchskoagulopathie (sehr sensitiver und früh ansteigender Parameter) chronische Verbrauchskoagulopathie bei neoplastischen Erkrankungen, Thrombosen, Thrombembolien
Medikamentös bedingt: Furosemid, ADH-Analoga, Nikotinsäurederivate

☞ Fibrin-Dimere
☞ AT III

Folsäure i.S., im Ery

++

D E F

RB Im Serum: 3,6–16,9 ng/ml (8,2–38,3 nmol/l)
In den Erythrozyten: 175–700 ng/ml (396,6–586,2 nmol/l)

MA 1 ml Serum
1 ml EDTA-Blut

Die Blutentnahmen sollten vor Beginn einer Substitutionstherapie mit Folsäure, Vitamin B_{12} oder Eisen erfolgen.

DD ↓: Megaloblastische Anämie, Malassimilationssyndrom, Malnutrition, Alkoholismus, Schwangerschaft, Laktation, Hämodialyse, Hämolyse, Lymphome, Leukämien, Psoriasis.

(!) Die Folsäurekonzentration in den Erythrozyten unterliegt weniger nahrungsabhängigen Schwankungen und ist sensitiver in der Diagnostik des Folsäuremangels als die Serumanalyse.

FSH i.S.

Follikelstimulierendes Hormon

RB Männer: 1–10 U/l
Frauen:
Follikelphase: 2,5–11 U/l
Ovulation: 8,3–16 U/l
Lutealphase: 2,5–11 U/l
Postmenopause: 27–82 U/l

MA 1 ml Serum

DD ↑: Primärer Hypogonadismus

↓: Sekundärer = hypophysärer Hypogonadismus, tertiärer = hypothalamischer Hypogonadismus

Zur Differentialdiagnose bei erniedrigten peripheren Hormonen und erniedrigten hypothalamischen Hormonen sowie unklaren Befunden ist der ☞ LH-RH-Test empfehlenswert

fT_3 i.S./T_3 i.S. +

Freies und Gesamt-Trijodthyronin

RB fT_3: 3,0–6,0 ng/l (4,6–9,2 pmol/l)
T_3: 0,8–2,0 µg/l (2–3 nmol/l)

MA 1 ml Serum
Bei Kontrolle einer Therapie mit Schilddrüsenhormonen (auch mit Thyroxin) sollte die Blutentnahme 24 h nach der letzten Medikamenteneinnahme erfolgen

DD ↑: Hyperthyreose, in 5–10 % der Fälle ohne erhöhtes fT_4.

↓: (Schwere) Hypothyreose, low T_3-Syndrom, Konversionshemmung

Zur Diagnostik einer Hypothyreose ist die Bestimmung von T_3 oder fT_3 überflüssig.

(!) Die Bestimmung des freien Hormons ist der Bestimmung des Gesamt-Trijodthyronin im Serum vorzuziehen, da nur das fT_3 die entsprechenden Wirkungen des Hormons entfaltet und der Wert nicht der Interpretationsunsicherheit bei unbekannter Menge proteingebundenen Hormons unterliegt

fT_4 i.S./T_4 i.S.

Freies und Gesamt-Thyroxin

RB fT_4: 0,8–2 ng/dl (10,3–25,7 pmol/l)
T_4: 4,5–10,5 µg/dl (57,9–135,1 nmol/l)

MA 1 ml Serum

DD ↑: Hyperthyreose, aber in 5–10 % isolierte T_3-Hyperthyreose

↓: Hypothyreose

Unter L-Thyroxin zur Schilddrüsensuppression sind Werte bis 3,0 ng/dl fT_4 als normal anzusehen.
Kann das freie Hormon nicht bestimmt werden, so ist immer zumindest das thyroxinbindende Globulin (☞ TBG) mitzubestimmen zur Ermittlung des proteingebundenen Anteils.

Gastrin i.S.

+++

RB ≤ 115 pg/ml

MA 1 ml Serum; tiefgefroren versenden
Blutentnahme beim nüchternen Patienten
Wenn nicht kontraindiziert, H_2-Blocker, Antazida, Anticholinergika mindestens 24 h, Protonenpumpenhemmer mindestens 3–4 Tage vorher absetzen.

DD ↑↑↑: Gastrinom, verbliebener Antrumrest nach Magenresektion, atrophische Gastritis (Typ-A-Gastritis)
↑↑: Hochdosierte Therapie mit Protonenpumpenhemmern, nach Vagotomie, G-Zellhyperplasie, Hyperthyreose
↑: H_2-Blockertherapie, Antazida, Insulin, Koffein, Katecholamine
↑ oder normal: Peptisches Ulkus

GLDH

+

Glutamatdehydrogenase

RB Frauen: ≤ 3,0 U/l
Männer: ≤ 4,0 U/l

MA 1 ml Serum

DD Die GLDH ist weitgehend leberspezifisch. Sie ist vor allem in den Mitochondrien der zentrolobulären Zone III lokalisiert. Sie steigt bei entsprechenden Schädigungen rasch an und normalisiert sich aufgrund der kurzen Halbwertszeit relativ schnell nach Sistieren einer Schädigung.
↑↑: Lebernekrose, Verschlußikterus, Stauungsleber, toxisch: Halothan, Tetrachlorkohlenstoff, Arsen, Aflatoxin
↑: Hepatozelluläres Karzinom, diffuse Lebermetastasierung, Zirrhose, unkomplizierte Hepatitis, Alkoholabusus, Fettleber, Ketoazidose

Weitere sinnvolle Bestimmungen sind ☞ GOT ☞ GPT mit dem daraus zu errechnenden DeRitis-Quotienten ☞ γ-GT, ☞ AP

+++

Gliadin-Antikörper

RB negativ

MA 1 ml Serum

(!) Bei IgA-Mangel muß die Bestimmung von Gliadin-Antikörpern der Klasse IgG speziell angefordert werden. Gleichzeitige Bestimmung von ☞ Endomysium-Ak sinnvoll.

DD positiv bei einheimischer Sprue (Spezifität und Sensitivität > 90 %)
Titerhöhe korreliert mit der Aktivität der Erkrankung und mit dem Ausmaß der Zottenatrophie.
Dermatitis herpetiformis Duhring: positiv bei Dünndarmbeteiligung (90 %)
In unklaren Fällen Dünndarmbiopsie anstreben

+

Glukose im Blut (i.S.)

RB nüchtern (Plasma bzw. Kapillarblut):
< 126 mg/dl (7,0 mmol/l)
nüchtern (Vollblut): < 111 mg/dl (6,1 mmol/l)

MA 1 ml Serum
1 ml Natriumfluoridblut oder Kapillarblut

DD ↑: Diabetes mellitus, endokrine Pankreasinsuffizienz, schwere Leberschädigung, Cushing-Syndrom, Glukokortikoidtherapie, Akromegalie, Hyperthyreose

↓: Nebennierenrindeninsuffizienz, Insulinom, Glukagonmangel, Antidiabetika-Überdosierung, schwere Leberschädigung, postprandial: Frühdumping, frühe Phase des Diabetes mellitus Typ II, vegetativ bedingt

Bei grenzwertigen Befunden oder bei einer vermuteten Stoffwechselstörung, die durch diese Untersuchungen nicht erfaßt wird, sollte ein ☞ oraler Glukosetoleranztest durchgeführt werden

Glukose i.L. +

RB 50–75 mg/dl (2,78–4,16 mmol/l)
Blut-Liquor-Quotient: 1,12–1,64

MA 0,5 ml Liquor

DD ↑: Schrankenstörung: Enzephalitis, Hirnabszeß, intrakranielle Blutung

↓: Erhöhter Glukoseverbrauch: bakterielle und tuberkulöse Meningitis, Meningeosis leucaemica und carcinomatosa

☞ Liquordiagnostik

Glukose i.U. +

RB Spontanurin: ≤ 15 mg/dl (0,83 mmol/l)
24-h-Sammelurin: ≤ 0,3 g/d (16,65 mmol/d)

MA 5 ml Spontanurin
5 ml-Aliquot eines ☞ 24-h-Sammelurins

Bei Sammelurin 1 g Natriumazid vor Sammelbeginn in das Sammelgefäß geben, um Glukoseumsetzung durch Bakterien, Leukozyten u.ä. zu verhindern.

DD ↑: Diabetes mellitus, renaler Diabetes bei tubulärer Nierenschädigung, Schwangerschaftsglukosurie (vor allem im letzten Trimenon)

GOT

Glutamat-Oxalazetat-Transaminase

Synonym: ASAT (Aspartat-Aminotransferase) oder AST

RB Frauen: ≤ 15 U/l
Männer: ≤ 18 U/l

MA 1 ml Serum
Nur kurze venöse Stauung, Hämolyse vermeiden. Aktivitätserhöhungen durch starke körperliche Belastung.

DD Die GOT kommt neben Mitochondrien und Zytoplasma von Hepatozyten auch in Herz- und Skelettmuskel sowie in den Zellen des Bluts, vor allem Erythrozyten, vor.

↑↑↑: Akute Hepatitis, akut toxische Schädigung

↑↑: Myokardinfarkt, Muskeltrauma, neurogene Muskelatrophie, Muskeldystrophie, Leberstauung, akute Pankreatitis, Lungenembolie, Hirninfarkt

↑: Hochdosierte Therapie mit Salizylaten, Heparin, Leberzirrhose, infektiöse Mononukleose, nach kardiopulmonaler Reanimation, Defibrillation, intramuskulärer Injektion

DeRitis-Quotient: $\frac{\text{GOT}}{\text{GPT}}$

Wert > 1: Schwerere Leberschädigung, häufige Konstellation bei alkoholtoxischem Leberschaden
Wert < 1: Weniger gravierende Leberschädigung, häufige Konstellation bei Hepatitis

Zusätzliche Bestimmungen: ☞ GPT, ☞ GLDH, ☞ γ-GT, ☞ CK

Glutamat-Pyruvat-Transaminase

Synonym: Alanin-Aminotransferase (ALT oder ALAT)

RB Frauen: $\leq$ 19 U/l
Männer: $\leq$ 23 U/l

MA 1 ml Serum
Nur kurze venöse Stauung, Hämolyse vermeiden.

DD Weitgehend leberspezifisches Enzym, Vorkommen im Zytoplasma von Hepatozyten.

↑↑↑: Akute Hepatitis, akut toxische Schädigung

↑↑: Infektiöse Mononukleose, Zirrhose, Leberstauung, chronisch aktive Hepatitis

↑: Akute Pankreatitis, Herzinfarkt, hepatozelluläres Karzinom, diffuse Lebermetastasierung, hochdosierte Therapie mit Salizylaten, Heparin

DeRitis-Quotient: $\frac{\text{GOT}}{\text{GPT}}$

Wert > 1: schwerere Leberschädigung, häufige Konstellation bei alkoholtoxischem Leberschaden
Wert < 1: weniger gravierende Leberschädigung, häufige Konstellation bei Hepatitis

Zusätzliche Bestimmungen: ☞ GOT, ☞ GLDH, ☞ γ-GT

γ-GT

Gamma-Glutamyltranspeptidase

RB Frauen: ≤ 18 U/l
Männer: ≤ 28 U/l

MA 1 ml Serum
Hämolyse erniedrigt die gemessene Aktivität.

Alkoholkarenz für mind. 12 h.

DD Ubiqitär vorkommendes Enzym, Erhöhungen treten aber fast nur bei Reaktionen der Leber auf. Bei einigen Formen der Leberschädigung (z.B. durch Alkohol) wird die Produktion des Enzyms induziert, bei anderen Formen (z.B. Verschlußikterus) ist zwar keine Induktion zu verzeichnen, dennoch tritt eine im Serum nachweisbare Aktivitätserhöhung erst geraume Zeit nach Einsetzen einer Schädigung auf. Entsprechend verzögert ist der Rückgang der erhöhten Aktivität nach Ende einer Schädigung.

↑↑↑: Verschlußikterus, cholestatische Hepatitis, akute schwere toxische Leberschädigung

↑↑: Akute und chronisch aktive Hepatitis (Viren, Alkohol, autoimmun), primär biliäre Zirrhose, alkoholtoxische Zirrhose, hepatozelluläres Karzinom, diffuse Lebermetastasierung, Pankreatitis, Therapie mit Antikonvulsiva, Sedativa, Rifampicin, Carbamazepin, Erythromycin, orale Kontrazeptiva (nicht Minipille), Oxacillin, Phenytoin

↑: Unkomplizierte akute Hepatitis, Stauungsleber, Fettleber, chronischer Alkoholabusus

↓: Durch Clofibrat u. a.

Hämoglobin i.U. +

NW Negativ

MA 50 ml Urin

(!) Askorbinsäureausscheidung im Urin führt zu falsch-negativem Ergebnis.

DD Im Streifentest führt eine Hämoglobinurie und Myoglobinurie zu einer homogenen Verfärbung des Testfeldes für Erythrozyten.
↑: Intravasale Hämolyse
Eine Hämoglobinurie tritt erst nach Überschreiten der Bindungskapazität von ☞ Haptoglobin auf.
Um eine Hämoglobinurie von einer Myoglobinurie zu unterscheiden, wird ☞ Haptoglobin bestimmt: Nicht erniedrigt bei Myoglobinurie.

☞ Hämoglobin i.P., freies

+++

Hämoglobin, freies i.P.

RB ≤ 5 mg/dl

MA 2 ml Heparinplasma

(!) Blutentnahme mit weitlumiger Kanüle, um Hämolyse zu vermeiden.

DD ↑: Intravasale Hämolyse durch Transfusion inkompatiblen Bluts, paroxysmale nächtliche Hämoglobinurie, hämolytisch-urämisches Syndrom, thrombotisch-thrombozytopenische Purpura (Moschkowitz-Syndrom), mechanische Herzklappen, erythrozytäre Enzymdefekte (z.B. Glukose-6-Phosphatdehydrogenase-Mangel), ausgedehnte Verbrennungen, Traumen, schwere körperliche Anstrengungen, Marschhämoglobinurie, medikamentös induziert
Infektionen: Malaria, Bartonella, Clostridium welchii

Autoimmunhämolyse mit Komplementaktivierung bei ☞ Kälteagglutininen, ☞ Donath-Landsteiner-Hämolysinen, bei einigen antierythrozytären Antikörpern vom Typ IgG (☞ Coombstest).

Freies Hämoglobin kann auch bei extravasaler Hämolyse im Plasma nachweisbar sein, allerdings in geringerer Konzentration.
Freies Hämoglobin wird sehr schnell an ☞ Haptoglobin gebunden und ist kaum nachweisbar, wenn die Bindungskapazität des Haptoglobins nicht verbraucht ist.

Hämoglobinelektrophorese +++

RB HbA$_1$: 96–98 %
HbA$_2$: 1–3 %
HbF: ≤ 1 % (Neugeborene ≤ 85 %, bis zum 6 Lebensmon. Rückgang auf ≤ 10 %)

MA 3 ml EDTA- oder Heparin-Blut

(!) Noch bis zu 4 Mon. nach einer Transfusion kann das Ergebnis der Hämoglobinelektrophorese verfälscht werden.

G H I

DD Mit der Hämoglobinelektrophorese lassen sich bei weitem nicht alle Hämoglobinvarianten erkennen, jedoch werden die klinisch wichtigsten Hämoglobinopathien erfaßt.

HbA$_2$ ↑: β-Thalassämie (alle Formen)

HbF ↑: β-Thalassämie (alle Formen), angeborene Persistenz von HbF, Sichelzellanämie (mit Nachweis von HbS), megaloblastische Anämie, Leukämien
Pathologische Hämoglobine: HbS, HbC, HbD, HbG, HbO

Bei unklaren Befunden können weitere Untersuchungen durchgeführt werden: Isoelektrische Fokussierung, Stärkeblockelektrophorese, molekularbiologische Untersuchungen, im Einzelfall ist eine Rücksprache mit dem untersuchenden Labor notwendig.

+

Hämopexin i.S.

RB 50–150 mg/dl

MA 1 ml Serum

DD ↑: Malignes Melanom

↓: Hämolyse, Myoglobinämie, Lebersynthesestörung, chronisch hepatische Porphyrie, Malassimilation, Malnutrition

Hämopexin ist im Gegensatz zu ☞ Haptoglobin kein Akutphase-Protein und kann daher bei Interpretationsschwierigkeiten der Haptoglobinkonzentration zur Diagnostik von Hämolysen beitragen. Die Hämopexinkonzentration sinkt allerdings erst bei schwerer Hämolyse meßbar ab.
Hämopexin ist ein hämbindendes Protein, seine Konzentration sinkt daher auch bei Myoglobinämie.

Haptoglobin i.S.

+

RB 30–200 mg/dl

MA 1 ml Serum

DD ↑: Akutphase-Reaktion

↓: Intravasale Hämolyse, bei schwerem Verlauf nicht nachweisbar. ☞ Hämoglobin, freies im Plasma. Infektiöse Mononukleose, Lebersynthesestörung, Ahaptoglobinämie, bei Kindern bis zum 10. Lj., leicht erniedrigt bei extravasaler Hämolyse

Haptoglobin ist ein Tetramer mit einer gewissen interindividuellen, genetischen Variabilität mit entsprechenden Unterschieden in der Haptoglobinkonzentration. Daher sollten Verlaufsuntersuchungen bei Verdacht auf Hämolyse durchgeführt werden.

(!) Im Rahmen einer Akutphase-Reaktion sind normale oder leicht erhöhte Haptoglobinspiegel nicht als Hinweis gegen Hämolyse zu Werten. Hier empfiehlt sich eine Bestimmung von ☞ Hämopexin

Bei stark erniedrigten Haptoglobinkonzentrationen sollten freies ☞ Hämoglobin im Plasma und ☞ Hämopexin bestimmt werden.

+ Harnsäure i.S.

RB Frauen: 2,0–5,7 mg/dl (119,2–339,8 µmol/l)
Männer: 2,0–7,0 mg/dl (119,2–417,3 µmol/l)

MA 1 ml Serum

DD ↑: Familiäre Hyperurikämie, purinreiche Kost (Innereien, Fleischbrühe, Hülsenfrüchte), Niereninsuffizienz, Alkoholabusus, kalorienreduzierte Kost, erhöhter Zellumsatz: Polycythaemia vera, Leukämien, Radiatio, Zytostatika, Medikation mit Thiazid- und Schleifendiuretika, Pyrazinamid, Nikotinsäureester, Ciclosporin, niedrig dosierten Salizylaten und anderen sauren Pharmaka

↓ durch Allopurinol, Clofibrat, Phenylbutazon, Azlocillin

+ Harnstoff i.S.

RB 10–50 mg/dl (1,64–8,18 mmol/l)

MA 1 ml Serum

DD ↑: Niereninsuffizienz, proteinreiche Kost, Resorption von Blut im Gastrointestinaltrakt, Katabolie: Postaggressionsstoffwechsel, Glukokortikoidtherapie, postop., schwere Herzinsuffizienz, Exsikkose

↓: Schwere Lebererkrankung, metabolische Azidose

HbA_{1C}

++

Hämoglobin A_{1C}

RB Nichtdiabetiker: 4–6 %
Diabetiker:
Diabetikerinnen mit Kinderwunsch ≤ 6 %
Optimale Einstellung: ≤ 7 %
adäquate Einstellung: ≤ 7,5 %
inadäquate Einstellung: ≥ 7,5 %
Ausnahme: Pat. > 70 Jahre, hierbei Lebenserwartung berücksichtigen.
Ungenügende Einstellung (Gefahr von Spätkomplikationen und schweren Stoffwechselentgleisungen): > 10 %

GHI

MA 2 ml EDTA-Blut
Hämolyse vermeiden.
Nach Möglichkeit Blutentnahme beim nüchternen Patienten.

DD ↑: Diabetes mellitus, abhängig von der Stoffwechseleinstellung
Entsprechend der mittleren Erythrozytenlebenszeit ist der Wert des glykierten Hämoglobins erhöht bei länger andauernden Hyperglykämien während der letzten 4–8 Wo. vor der Untersuchung. Bei verkürzter Lebenszeit der Erythrozyten (z.B. Hämolyse, Hypersplenismus) ist der Wert vermindert.

+

HBDH i.S.

α-Hydroxybutyratdehydrogenase

Synonym: ☞ LDH 1-Isoenzym

RB 50–140 U/l

MA 1 ml Serum
Hämolyse vermeiden, keine körperliche Belastung vor der Blutentnahme.

DD HBDH ist das in Myokard und Erythrozyten in höherer Konzentration vorkommende Isoenzym der LDH. Aufgrund der langen Halbwertszeit wird es zur Diagnostik des abgelaufenen Myokardinfarktes eingesetzt.
↑: Myokardinfarkt: Aktivität der HBDH > 40 % der LDH-Aktivität. Anstieg nach 6–12 h, Maximum nach 30–72 h, Normalisierung nach 10–20 Tagen.
Hämolyse: Aktivität der HBDH > 60 % der LDH-Aktivität.
Muskeldystrophie

+

β-HCG i.S.

Humanes Choriongonadotropin

RB ≤ 5 U/l
Postmenopausal ≤ 10 U/l
Schwangerschaft:

3. SSW:	≤ 50 U/l	2. Trimenon: 8 000–100 000 U/l
4. SSW:	≤ 400 U/l	3. Trimenon: 5 000–65 000 U/l
7. SSW:	5 000–90 000 U/l	
13. SSW:	40 000–140 000 U/l	

MA 1 ml Serum

DD ↑: Schwangerschaft ab 1 Wo. post conceptionem, ektope Gravidität, dialysepflichtige Niereninsuffizienz postmenopausaler Frauen, Blasenmole, Chorionkarzinom, Keimzelltumoren des Hodens und extragonadaler Gewebe

β-HCG i.U.

+

Humanes Choriongonadotropin

RB Negativ

MA 10 ml Urin

DD ↑: Schwangerschaft ab 2 Wo. post conceptionem, ektope Gravidität, dialysepflichtige Niereninsuffizienz postmenopausaler Frauen, Blasenmole, Chorionkarzinom, Keimzelltumoren des Hodens und extragonadaler Gewebe
Zusätzliche Untersuchung: ☞ β-HCG im Serum

Herzmuskulatur-Ak

+++

RB < 1 : 20

MA 1 ml Serum

DD ↑: Kardiomyopathien (myofibrillärer Typ), Postkardiotomie-/Postmyokardinfarktsyndrom (myofibrillärer Typ), virale Perimyokarditis (myofibrillärer Typ), Kollagenosen (sarkolemmaler Typ)
Die Untersuchung dient der ergänzenden Diagnostik zur Differenzierung infektiöse gegen autoimmune Auslösung einer (Peri-)Myokarditis.

5-HIES i.U.

5-Hydroxyindolessigsäure

RB 2–10 mg/d (10–50 µmol/d)

MA 20 ml-Aliquot eines ☞ 24-h-Sammelurins
2 Tage vor und während der Sammelperiode keine Beeren, Ananas, Nüsse, Melonen, Pflaumen, Tomaten, Mirabellen. Wenn nicht kontraindiziert, Katecholamine, Methyldopa, Reserpin, Fluoruracil, Antikonvulsiva, Serotonin-Wiederaufnahmehemmer vorher absetzen.

DD ↑: Karzinoid-Syndrom (nicht obligat), paraneoplastisch bei verschiedenen Karzinomen
☞ Serotonin

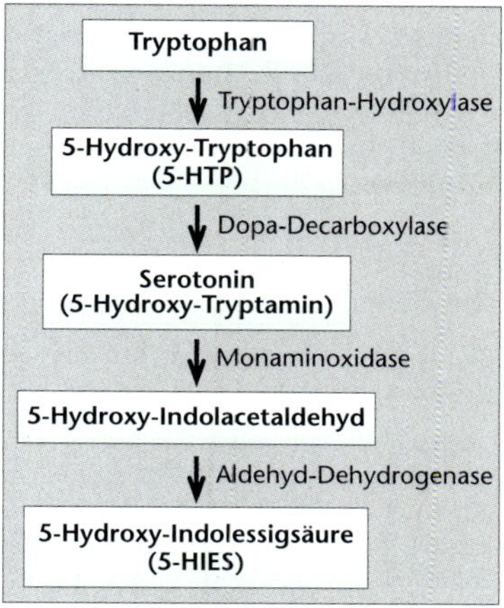

Abb. 4: 5-Hydroxyindolessigsäure

Histon-Antikörper +++

RB Je nach Methode: negativ oder < 25 U/l (ELISA)

MA 1 ml Serum

(!) Fraktion der antinukleären Antikörper

DD ↑: Medikamentös induzierter Lupus erythematodes (95 %), systemischer Lupus erythematodes (30 %), chronische Polyarthritis (15 %)

HLA-B27 +++

RB Ca. bei 6 % der Gesunden nachweisbar

MA 5 ml EDTA-Blut

DD Assoziiert mit HLA-B27: M. Bechterew (87 %), reaktive Arthritis, Psoriasisarthritis, enteropathische Arthritis, juvenile rheumatoide Arthritis

Homocystein +++

RB < 15 µmol/l

MA Zitratplasma

(!) 4–8 h nach standardisierter Methionineinnahme (0,1 g/kg KG). Pat. nüchtern

DD Milde Hyperhomocysteinämie: 15–100 µmol/l, schwere Hyperhomocysteinämie > 100 µmol/l.
Erhöhtes Risiko für koronare Herzerkrankung (1,7×), cerebrovaskuläre Erkrankungen (2,5×), arterielle Verschlußkrankheit (6,8×), venöse Thrombosen (Faktor unklar)

+++

Homovanillinsäure i.U.

RB ≤ 10 mg/d

MA 20 ml eines 24-h-Sammelurins, angesäuert mit 10 ml Eisessig oder 10 % Salzsäure. Urin vor Entnahme des Aliquots gut mischen.
Schwere körperliche Aktivität meiden, wenn möglich keine Barbiturate, Salizylate, Antihypertonika mit Beeinflussung der Adrenalinausschüttung (8 Tage Therapiepause), keine Röntgenkontrastmittel, die während der Sammelperiode über Niere ausgeschieden werden.
Diät: Verzicht auf Alkohol, Kaffee, Tee, Vitamin B, Bananen.

DD ↑↑: Phäochromozytom, Neuroblastom, Ganglioneurom, schwere arterielle Hypertonie

↑: Karzinoid, Cushing-Syndrom, akuter Myokardinfarkt

Bei krisenhafter Hypertonie kann der Befund auch bei Vorliegen eines Phäochromozytoms normal sein, wenn nicht während einer Blutdruckkrise gesammelt wurde.
Zusätzliche sinnvolle Untersuchungen: ☞ Adrenalin im Urin, ☞ Noradrenalin im Urin, ☞ Dopamin im Urin

IgG (Immunglobulin G) i.L. +

RB 0,6–4 mg/dl
Liquor/Serum Quotient: ≤ 0,003

MA 1 ml Liquor

(!) Die Konzentration der Immunglobuline im Liquor ist von ihrer Serumkonzentration abhängig ☞ Immunglobulin im Serum parallel bestimmen. Zur Differenzierung einer Schrankenstörung von einer intrathekalen Antikörpersynthese ist der Liquor/Serum-Quotient des Albumins notwendig, beides sollte parallel bestimmt werden. ☞ Albumin im Liqor

DD Zur Differenzierung Schrankenstörung gegen lokale Immunglobulinsynthese Bestimmung des **Delpech-Lichtblau Quotienten = IgG-Index:**

$$\dfrac{\dfrac{\text{IgG im Liquor } [\text{mg/dl}]}{\text{IgG im Serum } [\text{g/dl}]}}{\dfrac{\text{Albumin im Liquor } [\text{mg/dl}]}{\text{Albumin im Serum } [\text{g/dl}]}}$$

Werte unter 0,8 (laborabhängig) sprechen gegen, über 0,8 für eine lokale IgG-Produktion. Bei entsprechender Fragestellung sollte diese Untersuchung auch für IgA und IgM durchgeführt werden, darüber hinaus gegebenenfalls Untersuchung auf oligoklonale Banden.

☞ Liquordiagnostik

+++

IgG-Subklassen i.S.

RB Methoden- und altersabhängig

MA 5 ml Serum

(!) IgG-Subklassenkonzentrationen unterliegen starker Altersabhängigkeit, nachgewiesener IgG-Subklassenmangel bei klinischem Immundefekt stellt keine Diagnose dar, sondern erfordert weitere Abklärung. IgG-Subklassenmangel kann mit häufigen Atemwegsinfektionen, Sinusitiden, Asthma bronchiale, Bronchiektasen oder Diarrhoen einhergehen.

DD IgG1 ↑: Autoimmunerkrankungen
IgG1 ↓: IgG-Mangel aufgrund Verlust (nephrotisches Syndrom, → Immunglobuline i.S., quantitativ)
IgG2 ↑: keine diagnostische Bedeutung
IgG2 ↓: oft kombiniert mit IgG4-Subklassenmangel; häufigster hereditärer Subklassenmangel, geht einher mit gehäuften bakteriellen Infekten
IgG3 ↑: keine diagnostische Bedeutung
IgG3 ↓: häufigster Subklassenmangel bei Erwachsenen, geht einher mit gehäuften respiratorischen Infekten
IgG4 ↑: Atopien, chronische Infektionen, Parasitosen
IgG4 ↓: bronchopulmonale Erkrankungen

Immunelektrophorese +

MA 2 ml Serum
20 ml Urin

DD Nachweis einer monoklonalen Gammopathie.
Immunelektrophorese im Urin allenfalls als zusätzliche Untersuchung zur Immunelektrophorese im Serum.

Monoklonale Gammopathien treten auf bei malignen Grunderkrankungen: Plasmozytom, M. Waldenström und andere Non-Hodgkin Lymphome, Leukämien, seltener bei anderen Malignomen.
Fakultativ bei chronisch aktiver Hepatitis, primär biliärer Zirrhose, Leberzirrhose, HIV-Infektion, AIDS, Autoimmunerkrankungen, Kollagenosen, Amyloidose, hereditärer Sphärozytose, ☞ Kälteagglutinine (IgM), „benigne monoklonale Gammopathie", z.B. des alten Menschen. Kann auch auftreten mit zunächst unklarer Signifikanz („MGUS").

(!) Immunfixation hat 50fach höhere Sensitivität.

Immunglobuline i.S., quant.

RB IgA: 90–450 mg/dl, IgD: ≤ 100 U/ml, IgE: ≤ 25 U/ml: Atopie unwahrscheinlich, 26–100 U/l: Graubereich > 100 U/ml: Atopie wahrscheinlich, IgG: 800–1 800 mg/dl IgM: Frauen: 60–370 mg/dl, Männer: 50–320 mg/dl

MA 1 ml Serum

Differentialdiagnose

IgA ↑: Monoklonale Gammopathie: ☞ Immunelektrophorese Polyklonal: Chronische Infektionen vor allem der Schleimhäute, toxische Leberschädigung.

↓: Angeborene oder erworbene Mangelzustände (Antikörpermangel-Syndrom, selektiver IgA-Mangel ist mit 1 : 700 der häufigste Immundefekt), chronisch-lymphatische Leukämie, Immunsuppression

IgD ↑: Monoklonale Gammopathie: ☞ Immunelektrophorese

IgE ↑: Monoklonale Gammopathie: ☞ Immunelektrophorese Polyklonal: Atopien, Parasitosen, M. Hodgkin, AIDS, Aspergillose, Pemphigoid, Panarteriitis nodosa, Kawasaki-Syndrom, schwere Lebererkrankungen, Mukoviszidose, Hyper-IgE-Syndrom, zelluläre Immundefekte

IgG ↑: Monoklonale Gammopathie: ☞ Immunelektrophorese. Polyklonal: Infektionen, chronische Entzündungen, Leberzirrhose

↓: Nephrotisches Syndrom, angeborene oder erworbene Mangelzustände (Antikörpermangel-Syndrom), Immunsuppression ☞ IgG-Subklassen im Serum

IgM ↑: Monoklonale Gammopathie: ☞ Immunelektrophorese Polyklonal: Akute Infektion, akuter Schub einer chronischen Entzündung, typischerweise bei primär biliärer Zirrhose
↓: Angeborene oder erworbene Mangelzustände (Antikörpermangel-Syndrom), chronisch-lymphatische Leukämie, Immunsuppression

Immunkomplexe +++

NW Methodenabhängig

MA 1 ml Serum frisch oder gefroren

(!) Der Nachweis von zirkulierenden Immumkomplexen in niedriger Konzentration ist physiologisch.

DD ↑: Systemischer Lupus erythematodes, Rheumatoide Arthritis, Infektionen: Zytomegalie, Toxoplasmose, Hepatitis, Malaria, Streptokokken, auch bei M. Crohn, Colitis ulcerosa, Vaskulitis, Granulomatosen, Hypersensitivitätsreaktionen mit Hämolyse und Thrombopenie.
Fehlender Nachweis von zirkulierenden Immunkomplexen schließt eine Immunkomplexerkrankung nicht aus (gewebeständige Immunkomplexe). Bei Nachweis von zirkulierenden Immunkomplexen Charakterisierung der entsprechenden Antikörper möglich.

Inselzell-Autoantiköper +++

Synonym ICA

RB < 2 JDF-Units

MA 1 ml Serum

(!) Immunfluoreszenztest auf ICA ist bei Vorliegen von antinukleären Antikörpern nicht verwertbar. Nach Manifestation eines Diabetes mellitus sinkt die Häufigkeit nachweisbarer ICA: Nach 10 Jahren Krankheitsdauer sind noch 10 % der Diabetiker ICA-positiv

DD ↑: bei 80 % der Typ-1-Diabetiker bei Erstmanifestation, bei Verwandten 1. Grades von Diabetikern (ohne klinische Manifestation).

+++

Inselzell-Autoantiköper

↑↑: bei Gestationsdiabetes: spricht für Diabetes Typ 1 mit Manifestation in der Schwangerschaft

Gleichzeitige Untersuchung auf ☞ Anti-Glutamat-Dekarboxylase-Antikörper (GADA), ☞ Tyrosin-Phosphatase-Antikörper (IA2-Antikörper) und ☞ Insulin-Autoantikörper erhöht die diagnostische Sicherheit bezüglich der Prädikation des Auftretens eines Diabetes mellitus.

+++

Insulin-Antikörper

Synonym: IAK

RB < 12 IE/ml

MA 1 ml Serum

(!) Nicht verwechseln mit ☞ Insulin-Autoantikörpern (IAA)

DD ↑: bei Bildung von Antikörpern gegen exogenes Insulin im Rahmen einer Diabetes-Therapie.

Insulin-Autoantikörper

+++

Synonym: IAA

RB Negativ

MA 1 ml Serum

(!) Auftreten der Antikörper ist eng an das Lebensalter gebunden
Nicht verwechseln mit ☞ Insulin-Antikörpern (IAK)

DD ↑: bei diabetischen Kleinkindern bei > 90 % nachweisbar, mit zunehmenden Lebensalter sinkt die Wahrscheinlichkeit des Antikörpernachweises.
Erhöhte IAA haben einen hohen Vorhersagewert bezüglich des Auftretens eines Diabetes mellitus, wenn gleichzeitig auch andere Diabetes-assoziierte Autoantikörper nachweisbar sind. Gleichzeitige Untersuchung auf ☞ Inselzell-Autoantikörper (ICA), ☞ Anti-Glutamat-Dekarboxylase-Antikörper (GADA) und ☞ Tyrosin-Phosphatase-Antikörper sind notwendig. Alleinig erhöhte Insulin-Autoantikörper sind nur mit einem geringen Risiko der Diabetesentstehung assoziiert.

Intrinsic-factor-Ak

+++

RB Negativ

MA 1 ml Serum

DD ↑: Typ-A-Gastritis mit und ohne perniziöse Anämie, hierbei auch ☞ Parietalzell-Antikörper ↑, autoimmune Endokrinopathien, Vitiligo

(!) Typ-A-Gastritis: Histologische Sicherung obligat!

+++

Jo-1-Antikörper

RB Methodenabhängig: negativ oder < 1 (ELISA)

MA 1 ml Serum

DD ↑: Dermatomyositis (≤ 40 %), Polymyositis (≤ 40 %)

+

Kalium i.S.

RB 3,6–5,6 mmol/l (14,1–21,5 mg/dl)

MA 1 ml Serum
Falsch-hohe Werte durch zu langes Stauen, Hämolyse und Thrombozytose

DD ↓: Renale Verluste: Diuretika, Steriode, Hyperaldosteronismus, Cushing-Syndrom
Enterale Verluste: Diarrhoe, Erbrechen, Fisteln, Laxantien
Verteilungsstörung: Metabolische Alkalose, perniziöse Anämie, Anbehandlung des diabetischen Koma, respiratorische Alkalose

↑: Verminderte renale Ausscheidung: Niereninsuffizienz, kaliumsparende Diuretika, Hypoaldosteronismus, Nebennierenrindeninsuffizienz
Verteilungsstörung: Azidose, massive Hämolyse, Zellzerfall, Succinylcholin

Kalium i.U. +

RB 2–4 g/24 h (25–100 mmol/24 h)

MA 20 ml ☞ 24-h-Sammelurin

(!) zur DD: Na^+ z.B. ☞ Niereninsuffizienz
zur DD siehe: BGA z.B. ☞ metabolische Azidose

DD ↓: Erbrechen, Durchfall, gastrointestinale Drainagen, Sonden, Fisteln, M. Addison, extrarenale Urämie, Laxantienabusus
Oligurische Nephropathien: Glomerulonephritis, Pyelonephritis, Nephrosklerose, Salzverlust-Niere

↑: Polyurische Phase des akuten Nierenversagens, interstitielle Nephritis, renal-tubuläre Azidose, Fanconi-Syndrom, Bartter-Syndrom, Hyperaldosteronismus, Cushing-Syndrom, Conn-Syndrom, Hyperkalzämie-Syndrom, Diabetes mellitus, metabolische Azidose und Alkalose, Diuretika, ACTH, Glukokortikoide, Aminoglykoside, Hunger

Kälteagglutinine +++

RB Negativ

MA 10 ml Vollblut; Blutentnahme in vorgewärmtes Röhrchen, sofortiger Transport ins Labor bei 37 °C, optimal ist die Blutentnahme im Labor

DD Passager ↑: Mykoplasmeninfektion, infektiöse Mononukleose, Zytomegalie (hierbei polyklonale Kryoglobulinämie)

Chronisch ↑: Lymphome, hier häufig bei monoklonaler Gammopathie, idiopathisch, hierbei monoklonale Kryoglobulinämie

+++

Kalzitonin i.S.

RB ≤ 30 pg/ml, Graubereich 30–100 pg/ml

MA 1 ml Serum; sofortige Probenaufbereitung oder Versand des eingefrorenen Materials

DD ↑: C-Zellkarzinom = medulläres Schilddrüsenkarzinom (stark), paraneoplastisch bei anderen Tumoren: Mamma, Prostata, neuroendokrines System, z.B. kleinzelliges Bronchialkarzinom, terminale Niereninsuffizienz, Hypergastrinämie (☞ Pentagastrintest)

+

Kalzium i.S.

RB 2,2–2,65 mmol/l (1,1–1,3 mmol/l)

MA 1 ml Serum

(!) Albuminabweichung bedingt gleichsinnige Ca-Abweichung.
Falsch-hohe Werte durch langes Stauen bei Blutabnahme.

DD ↓: Vitamin-D-Stoffwechsel-Störungen; Hypoproteinämie (nephrotisches Syndrom, Leberzirrhose), Hypoparathyreoidismus (DD: ☞ Parathormon), Hyperphosphatämie, akute nekrotisierende Pankreatitis; Therapie mit Furosemid, Antiepileptika, Steroiden, Lithium, Propanolol

↑: Paraneoplastisch, endokrin, V.a. primären und tertiären Hyperparathyreoidismus, Immobilisation, Sarkoidose, M. Paget, Thiazide, Tamoxifen, Vit. D ↑, Vit. A ↑, Lithium, Kationenaustauscher

Kalzium i.U. +

RB 0,1–0,4 g/24 h (< 3,8 mmol/24 h)

MA 50 ml ☞ 24-h-Sammelurin
Keine spezielle Diät notwendig

(!) Immer in Zusammenhang mit Phosphatwerten im Serum und im Urin befunden.

DD ↑: Paraneoplastisch, Knochenfiliae, Hyperkalzämie, Immobilisation, Nephrolithiasis, primärer Hyperparathyreoidismus, Hyperthyreose, Cushing-Syndrom

↓: Hypoparathyreoidismus, Niereninsuffizienz (auch bei kompensierter Retention)

Kardiolipin-Antikörper +++

RB negativ

MA 1 ml Serum

DD Erhöht bei Antiphospholipidsyndrom mit rezidivierenden arteriellen oder venösen Thrombosen, nicht-infektiöser Endokarditis, rezidivierenden (habituellen) Aborten, Thrombozytopenie, Hämolyse (primär oder als sekundäres Antiphospholipidsyndrom im Rahmen einer anderen Autoimmunerkrankung) ☞ Lupusantikoagulans

\+

β-Karotin i.S.

RB 40–200 μg/l (0,7–3,7 μmol/l)

MA 1 ml Serum
Serum lichtgeschützt aufbewahren. Probe muß am Entnahmetag untersucht oder aber tiefgefroren versandt werden.

(!) Vor Blutentnahme sollten Orangen, Karotten, Bräunungsmittel und die unten genannten Medikamente gemieden werden.

DD ↑: Fettstoffwechselstörungen, Schwangerschaft, Hypothyreose, nephrotisches Syndrom

↓: Malassimilationssyndrom (Steatorrhoe), Malnutrition, Lebererkrankungen, Einnahme oraler Kontrazeptiva, Einnahme von Metformin, Kanamycin, Neomycin

+++

Komplement i.S./C1-INH

Synonym: C1-Esterase-Inhibitor

RB C1-INH *enzymatische Aktivität*: 70–130 %
C1-INH *quantitativ*: 16–33 mg/dl

MA Für die Aktivitätsbestimmung 5 ml Zitratplasma einfrieren und gefroren versenden
Für die quantitative Bestimmung: 2 ml Serum, sofortige Weiterverarbeitung gewährleisten

DD Enzymatische Aktivität ↓: Hereditäres Angioödem Typ II (auf 15 % erniedrigt), erworbenes angioneurotisches Angioödem Typ II

Quantitativ ↓: Erworbenes angioneurotisches Angioödem Typ I und II, verminderte Synthese von C1-INH bei 85 % der Patienten mit hereditärem angioneurotischen Ödem Typ I

Komplement i.S./C3 +++

Synonym: C3-Komplementfaktor

RB 55–120 mg/dl

MA 1 ml Serum

DD ↑: Akute Phase entzündlicher Erkrankungen

↓: Angeborener Mangel, Verbrauch bei Immunkomplexerkrankungen, z.B. systemischer Lupus erythematodes, Kryoglobulinämie (☞ Kälteagglutinine) Glomerulonephritis (Grad der Erniedrigung korreliert mit Krankheitsaktivität)

Komplement i.S./CH 50 +++

Synonym: gesamthämolytische Komplementaktivität

RB 19,5–60 mg/dl

MA 2 ml Serum, sofortige Weiterverarbeitung gewährleisten. Serum einfrieren und gefroren versenden

DD Suchtest für alle Komplementaktivitätsminderungen („klassischer"Weg), Suchtest für den „alternativen" Weg → AP50 (nur Speziallabors)

↑: Infektionen (akut/chronisch)

↓: Synthesestörung und Komplementdefekte bei Erkrankungen des retikulozytären Systems

Verbrauch: Immunkomplex- und Autoimmunerkrankungen, z.B. systemischer Lupus erythematodes, Vaskulitis mit Nierenbeteiligung, z.B. Poststreptokokken- und membranoproliferative Glomerulonephritis, Infektionen, z.B. Sepsis, Endokarditis, Hepatitis, Malaria

+

Kortisol i.S.

RB 08.00 Uhr: 8–25 µg/dl (1,26–3,94 nmol/l)
16.00 Uhr: 5–12 µg/dl (0,79–1,89 nmol/l)
24.00 Uhr: < 5 µg/dl (< 0,79 nmol/l)

MA 2 ml Serum
Wenn nicht kontraindiziert: Glukokortikoide mindestens drei Tage vorher absetzen. Streß vermeiden

(!) Kortisol-Tagesprofil wesentlich aussagekräftiger als morgendlicher Kortisolwert. Noch sensitiver sind die Kurzteste, z.B. ☞ Dexamethason-Kurztest, ☞ ACTH-Kurztest

DD ↑: Primäres und sekundäres Cushing-Syndrom, ektope, paraneoplastische ACTH-Produktion, orale Kontrazeptiva, Östrogene, letztes Schwangerschaftsdrittel, Nikotinabusus, Psychosen, ausgeprägte Adipositas

DD Cushing-Syndrom

	ACTH-abhängig		ACTH-unabhängig	
Parameter	zentral	ektope	Adenom	Karzinom
Dexamethason-Hemmtest 2 mg	ns (ts)	ns	ns	ns
Kortisol im 24-h-Urin	↑	↑↑↑	↑	↑↑
ACTH-Spiegel	n, ↑	↑	n, ↓	n, ↓
Dexamethason-Hemmtest 8 mg	ts-s	ns	ns	ns
CRH-Test (Kortisol)	↑	↑	– (↑)	– (↑)
CRH-Test (ACTH)	↑	s	s	–
17-Ketosteroide (24-h-Urin)	–	–	–	↑↑

n = normal; n, ↑ = normal oder erhöht; n, ↓ = normal oder supprimiert; ↑ = erhöht; ↑↑ = deutlich erhöht; ↑↑↑ = exzessiv erhöht; s = supprimiert; ns = nicht supprimiert; ts = teilsupprimiert; – = gleichbleibend, keine Dynamik; (↑) zum Teil stimulierbar

↓: Nebennierenrindeninsuffizienz, Hypopituitarismus
Bei pathologischen Werten ☞ Kortisol-Tagesprofil
☞ Dexamethasontest, ☞ ACTH-Test, ☞ CRH-Test

J K L

Kreatinin i.S. +

RB 0,6–1,36 mg/dl (44–120 µmol/l)

MA 1 ml Serum

DD ↑: Chronische Niereninsuffizienz (jedoch erst bei > 50 %iger Reduktion der Nierenleistung erhöht), akutes Nierenversagen, akuter Muskelzerfall (Trauma, Verbrennung, akute Muskeldystrophie), Akromegalie, durch Cimetidin, Cotrimoxazol, Cyclosporin, Mefenaminsäure

↓: Verminderte Muskelmasse, Gravidität, vermehrte Nierendurchblutung, z.B. bei juvenilem Diabetes mellitus (Stadium I der diabetischen Nephropathie)

J
K
L

Kreatinin i.U. +

RB < 250 mg/dl (8,8–14 mmol/l)

MA 50 ml ☞ 24-h-Sammelurin

DD ↑: Erhöhte Muskelmasse, akute (Crush-Niere) und chronische Myopathien, paroxysmale Myoglobinurie

↓: Verminderte Muskelmasse, Niereninsuffizienz

Kreatinin-Clearance

Endogene Kreatinin-Clearance (ECC):
Gleichzeitige Bestimmung des Serumkreatinins:

$$\frac{\text{Urinkreatinin x Urinvolumen}}{\text{Serumkreatinin x Zeit}\ ^{(\text{ml/min}/1,73\text{m}^2)}} = \textbf{ECC}$$

Normwerte:
M > 95–160 ml/min/1,73 m^2 (> 1,54–2,60 ml/s),
F > 98–156 ml/min/1,73 m^2 (> 1,59–2,54 ml/s)

(!) Im Alter ist aufgrund verminderter Muskelmasse das Serumkreatinin bei verminderter endogener Kreatinin-Clearance (ECC) normal

+++

Kupfer i.S.

RB 70–140 µg/dl (11–22 µmol/l)

MA 1 ml Serum
Erhöhte Spiegel bei Einnahme von oralen Kontrazeptiva

DD ↓: M. Wilson (Urin-Kupferausscheidung auf > 100 mg/24 h erhöht, ☞ Coeruloplasmin ↓), nephrotisches Syndrom, Malabsorption, längerfristige parenterale Ernährung, M. Bechterew, Kwashiorkor

↑: Leberzirrhose, Hämochromatose, Verschlußikterus, akute und chronische Entzündung, Anämie, Nekrose, Malignome, V.a. Leukämien, M. Hodgkin, Mammakarzinom, Gravidität im letzten Trimenon

+

Laktat i.L., i.P.

RB L: 10,0–19,1 mg/dl (1,1–2,1 mmol/l)
P: 5–15 mg/dl (0,6–1,7 mmol)

MA 2 ml Liquor
5 ml Natrium-Fluorid-Blut
Körperliche Aktivität und Alkoholkonsum können Werte bis zu 100 % erhöhen, möglichst ungestautes Venenblut entnehmen.

DD ↑ Liquor: bakterielle Meningitis > 30 mg/dl, korreliert mit Ausmaß des zerebralen Ödems und der Bewußtseinstrübung beim Hirninfarkt

↑ Serum: Gewebshypoxien (wichtiger Frühindikator, z.B. bei Mesenterialinfarkt), bakterielle Sepsis, Schock, metabolische Azidose (sekundär bei dekompensiertem Diabetes mellitus, postoperativ), Sport

Laktat-Dehydrogenase

LDH

RB 120–240 IE/l = Summe der 5 Isoenzyme.

MA 1 ml Serum

(!) Differenzierung selten notwendig und teuer

DD ↑: Herzinfarkt Spätdiagnostik (spezifischer: ☞ Troponine, Erhöhung von ☞ HBDH ☞ unten), Myokarditis, Myopathie, kardiale Leberstauung, Hepatitis, Mononukleose, toxische Leberschäden, Gallenwegserkrankungen, Malignome, Lungeninfarkt, perniziöse und hämolytische Anämien

Isoenzyme

LDH1 (= ☞ HBDH) + LDH2 ↑: Hämolyse, Myokardinfarkt, gestörte Erythropoese, Keimzelltumor
LDH3 ↑: Thrombozytenzerfall, Lungenembolie, Tumoren (vor allem hämatologische)
LDH 4 + LDH5 ↑: Leber-, Gallenwegs- und Skelettmuskelerkrankungen

Gesamt LDH/LDH1 (Quotient normal 1,38–1,64)
↓: Herzinfarkt (Spätdiagnostik: Quotient bis 20. Tag < 1,3), Hämolyse, disseminierte intravasale Verbrauchskoagulopathie

↑: Leberparenchymschäden

+++

Leucin-Aminopeptidase i.S.

LAP

RB 6–35 U/l

MA 1 ml Serum

(!) Sehr selten indiziert, z.B. bei unklarer Cholestase

DD ↑ bei Cholestase: toxisch (medikamentös, Alkohol), Ikterus, Cholangitis, primäre biliäre Zirrhose, Schwangerschaft, Tumoren

+++

Zytochemische Leukozytendifferenziert

RB Nachweis intrazellulärer Enzymaktivität durch Substratabbau, der durch Farbstoffniederschlag sichtbar gemacht wird (Lichtmikroskopie).

MA Luftgetrocknete Blut- und Knochenmarksausstriche oder -schnitte. Zur Differenzierung pathologischer Blutbilder sowie für spezielle Fragestellungen werden zytochemische Färbemethoden angewendet.

(!) Zytochemische Untersuchungen nicht an Ausstrichen durchführen, die älter als drei Tage sind, da Aktivitätsverlust der zu untersuchenden Enzyme

Zytochemische Leukozytendifferenzierung

DD

Zytochemische Leukozytendifferenzierung	
Enzym	**Bewertung**
Peroxidase	Differenzierung der akuten Leukämien • pos. Nachweis: myeloisch • neg. Nachweis: lymphatisch
Alkalische Leukozyten-phosphatase	• Verminderte Aktivität: CML, PNH • Erhöhte Aktivität: Myelofibrose Polycythaemia vera, myeloproliferative Erkrankungen
Unspezifische Esterase	Abgrenzung der akuten myeloischen Leukämie mit monozytärer Differenzierung
Saure Phosphatase	pos. Nachweis bei: Haarzelleukämie, akuter promyelozytärer und akuter myelomonozytärer Leukämie, akuter Erythroleukämie und akuter megakaryoblastärer Anämie
PAS-Reaktion	Nachweis von Glykogen in Knochenmarkzellen bei: Erythroleukämie, akuter, megakaryoblastärer Anämie und ALL
Terminale Desoxynukleo-tidyltransferase	Abgrenzung lymphatischer Leukämien

LH i.S.

Luteinisierendes Hormon

RB F: Präpubertät < 0,9 U/l
Follikelphase 2–6 U/l
Ovulationsphase 6–20 U/l
Lutealphase 3–8 U/l
Postmenopause > 30 U/l

M: Präpubertär 0,2–0,8 U/l
Postpubertär 0,8–8,3 U/l

MA 1 ml Serum

(!) Ist das LH niedrig, sollte ein ☞ LH-RH-Test durchgeführt werden.

DD Überprüfung der Gonadenfunktion, DD: Zyklusstörung, Hypogonadismus

Männer

↑: Hypogonadismus (primär), z.B. Z.n. Kastration, Anorchie, M. Klinefelter und Z.n. Chemotherapie

↓: Hypogonadismus (sekundär), z.B. Leberfunktionsstörung, Östrogentherapie, Hypophyseninsuffizienz ☞ LH-RH-Test

Frauen

↑: Ovarialinsuffizienz (sekundäre), z.B. Z.n. Chemotherapie, Kastration

↓: Ovarialinsuffizienz (primär), z.B. Östrogentherapie, Hypophyseninsuffizienz ☞ LH-RH-Test

Lipase i.S.

+

RB < 190 U/l

MA 1 ml Serum

(!) Anstieg 5–6 h nach Symptombeginn

DD ↑: Akute/chronische Pankreatitis, Ausmaß der Lipaseerhöhung korreliert nicht mit Schwere der Erkrankung.

Bei akuter Pankreatitis ist die Lipase länger als die Amylase erhöht. Bei Niereninsuffizienz (Dialyse) sind erhöhte Werte ohne klinische Relevanz, da die Lipase renal eleminiert wird. ☞ α-Amylase

+

Lipid-Elektrophorese i.S.

RB	Gesamt-Cholesterin	< 200 mg (5,2 mmol/l)
	LDL-Cholesterin	< 130 mg/dl (3,36 mmol/l)
	HDL-Cholesterin	> 55 mg/dl (1,42 mmol/l)
	Triglyceride	< 160 mg/dl (1,8 mmol/l)
	Lipoprotein A	< 30 mg/dl

MA 1 ml Serum, 12 h vorher nüchtern

DD Aufteilung des Profils nach Frederickson möglich
☞ Cholesterin

Kein Risiko

Gesamt-Cholesterin	< 200 mg/dl
HDL-Cholesterin	> 55 mg/dl
LDL-Cholesterin	< 130 mg/dl
Gesamt-Cholesterin/ HDL-Cholesterin	< 4,0
Lipoprotein A	< 30 mg/dl

Fragliches Risiko

Gesamt-Cholesterin	< 200–240 mg/dl
HDL-Cholesterin	55–35 mg/dl
LDL-Cholesterin	130–160 mg/dl
Gesamt-Cholesterin/ HDL-Cholesterin	4,0–4,5

Hohes Risiko

Gesamt-Cholesterin	> 240 mg/dl
HDL-Cholesterin	< 35 mg/dl
LDL-Cholesterin	> 160 mg/dl
Gesamt-Cholesterin/ HDL-Cholesterin	> 4,5

(!) Zielwert nach Myokardinfarkt bei KHK oder Bypass < 100 mg/dl LDL-Cholesterin

Liquoranalyse

+

RB

Zellen	< 15/3 oder < 5/µl
Lymphozyten	30–60 %
Monozyten	30–50 %
Neutrophile	< 3 %
restliche selten	
Eiweiß	15–45 mg/dl
Albumin	11–35 mg/dl
IgA	0,15–0,6 mg/dl
IgG	2–4 mg/dl
IgM	< 0,1 mg/dl
Glukose	45–70 mg/dl (2,5–3,9 mmol/l)
Laktat	11–19 mg/dl (1,2–2,1 mmol/l)
Liquordruck	5–18 cm H_2O (0,6–1,8 kPa)

J K L

MA 5 ml Liquor, gleichzeitig Entnahme von 5 ml Serum zur Bestimmung der Gradienten Serum/Liquor

DD **Zellen**

Bakterielle Meningitis	> 1 000/µl
virale Meningitis	> 100–1 000/µl
bei Tuberkulose meist	< 400/µl.

Bakterielle Infektionen: Polynukleäre/neutrophile Zellen
Virale Infektionen: Mononukleäre/lymphozytäre Zellen
Nachweis von pathologischen Zellen bei Hirntumoren/Metastasen
Blutbeimengung bei Trauma/Gefäßruptur/traumatische Punktion.

Eiweiß

Pandy-Reaktion	optische Quantifizierung der Trübung
Bakterielle Meningitis	> 1 000 mg/dl
virale Meningitis	< 100 mg/dl
Tbc, Enzephalitis meist	< 400 mg/dl
Kompressionssyndrom	bis 4 000 mg/dl
Polyradikulitis	bis 2 000 mg/dl

+

Liquoranalyse

Albuminquotient (Albumin i.L./i.S.)

Normal < 0,007

IgG-Index (Liquor IgG/Serum IgG): < 0,0031

☞ Immunglobuline im Liquor

Glukose

Normal < 50 % des Serumblutzuckers (immer simultan bestimmen), bei tuberkulöser- und bakterieller Meningitis < 50 %

+++

LKM-Antikörper, Liver-kidney microsomal antibodies

RB Negativ

MA 1 ml Serum

DD ↑: Autoimmunhepatitis Typ 2a und 2b
Zur weiteren Diagnostik bei V.a. Autoimmunhepatitis sinnvolle Antikörper: ☞ ANA, ☞ AMA, ☞ SLA, Hepatitis-C-Virus-Antikörper (☞ Hepatitisserologie)
☞ Antikörpertabelle S. 150

Lupusantikoagulans

+++

RB Negativ

MA Zitratplasma

(!) Untersuchung kann unter Antikoagulation mit Heparin oder Vitamin-K-Antagonisten nicht durchgeführt werden!

DD Erhöht bei Antiphospholipidsyndrom mit rezidivierenden arteriellen oder venösen Thrombosen, nicht-infektiöser Endokarditis, rezidivierenden (habituellen) Aborten, Thrombozytopenie, Hämolyse (primär oder als sekundäres Antiphospholipidsyndrom im Rahmen einer anderen Autoimmunerkrankung)

☞ Kardiolipinantikörper

Lymphozyten im Blut

RB 1,5–4,0/nl; 34 % der ☞ Leukozyten

B-Lymphozyten
70–300/µl (3–12 %), CD19 7–23 %, CD20 7–23 %

T-Lymphozyten
750–2 000/µl (55–80 %), CD4-Zellen/Helferzellen 500–1 200/µl (30–50 %), CD8-Zellen/Suppressorzellen 200–750/µl (20–35 %), Ratio CD4/CD8 = 0,8 – > 2
Natural Killer Zellen (NK) 30–320/µl (5–10 %)

MA 5 ml EDTA-Blut für Durchflußzytometrie

DD ↓: Miliar-Tuberkulose, Malignome, V.a. Lymphome, M. Hodgkin, systemischer Lupus erythematodes, Antikörper-Mangelsyndrom, AIDS (v.a. CD4-Lymphozyten ↓), Therapie mit Zytostatika, Glukokortikoiden, ionisierenden Strahlen

↑: Keuchhusten, Tuberkulose, Lues, Brucellose, Röteln, Mononukleose, Zytomegalie, Hepatitis A, Viruspneumonie, akute lymphatische Leukämie (Lymphoblasten), chronisch lymphatische Leukämie, malignes Lymphom, M. Waldenström, systemischer Lupus erythematodes

☞ Blutbild

(!) Wichtige Untersuchung zur Phänotypisierung und Klassifikation von Leukämien.

Magnesium i.S.

+

RB 2–3 mg/dl (0,8–1,2 mmol/l)

MA 2 ml Serum

DD ↓: Parenterale Ernährung, Alkoholismus, Magensaftverlust, Diarrhoe, Pankreatitis, Plasmozytom, Gravidität, Hyperparathyreoidismus, Hyperthyreose, Diabetes mellitus, Diuretika, Cisplatin-Therapie, idiopathisch

↑: Oligurie, Niereninsuffizienz, Mg^{2+}-haltige Infusionen, orale Mg^{2+}-„Substitution", Laxantien und Antazida

Makro-CK i.S.

+++

Makro-Kreatinkinase

RB normalerweise nicht nachweisbar

MA 2 ml Serum

(!) Zur Abklärung von unklaren Kreatinkinase-Erhöhungen (Isoenzym: CK-MB-Anteil > 25 %) ☞ Kreatinkinase

DD **Typ1:** Komplexe aus Immunglobulinen (IgA + G) und CK-BB ohne Krankheitswert, meist Frauen > 70 J.
Typ2: Oligomere aus Kreatinkinase-MiMi (CK-MiMi) bei z.B. Paraneoplasie, Leberzirrhose, Lyell-Syndrom

\+

Met-Hämoglobin i.Blut

RB < 1 %

MA 1 ml EDTA-Blut

DD ↑: Raucher, familiär (Methämoglobinämie, Diaphorase-Mangel, toxisch-hämolytische Anämien), Analgetika, Chinin, Sulfonamide, Aniline und Nitrate
Klinik: < 15 % asymptomatisch, 16–45 % zunehmende Zyanose, 45–70 % schwere Zyanose, > 70 % fakultativ letal

+++

β_2-Mikroglobulin

RB Serum: < 2,5 mg/l < 60 J., < 3,0 mg/l > 60 J.
Urin: < 0,4 mg/dl

MA 2 ml Serum
50 ml Urin

(!) Serum: Wichtig zur Verlaufsbeurteilung ist eine konstante Nierenfunktion, da bei Niereninsuffizienz β_2-Mikroglobulin retiniert wird = falsch-hohe Werte.
Urin: Bei Serumwerten > 6 mg/dl Überlaufphänomen und Werte nicht mehr verwertbar.
pH mitbestimmen, da bei pH < 5,5 instabil, ggf. neutralisieren mit NaOH

DD Serum ↑: AIDS, Multiples Myelom, Autoimmunerkrankungen, Glomerulonephritis, manchmal bei Abstoßungsreaktion nach Organtransplantationen

Urin ↑: Renale tubuläre Schädigung vor allem durch Schwermetalle (Cadmium, Quecksilber etc.)

Myoglobin i.S.

+

RB F < 65 µg/l
M < 75 µg/l 1

MA 1 ml Serum

DD ↑: Myokardinfarkt (meist schon 1,5–2 h nach dem Ereignis), Crush-Niere (z.B. nach Trauma), Skelettmuskelerkrankungen (auch Ischämie z.B. Kompartmentsyndrom), Nierenversagen (akut), maligne Hyperthermie

\+

Natrium i.S.

RB 135–144 mval/l (135–144 mmol/l)

MA 2 ml Serum

DD ↓: Erbrechen, Durchfall, renale Salzverluste, Verbrennungen, Trauma, osmotische Diurese (Diabetes mellitus), Hypoaldosteronismus, Syndrom der inadäquaten ADH-Sekretion (SIADH), Porphyrie, Diuretika, Antidiabetika, Zytostatika, Sedativa, trizyklische Antidepressiva

↑: Diarrhoe, Fieber, Schwitzen, mangelnde Wasserzufuhr, Polyurie, Diabetes insipidus zentralis und renalis, zentrale Osmoregulationsstörung, Hyperaldosteronismus, Glukokortoid- und Diuretikatherapie

\+

Natrium i.U.

RB 3–6 g/24 h (100–260 mmol/24 h)
Beim Fasten Abfall bis nahe 0

MA 50 ml ☞ 24 h-Urin

DD ↓: Alimentär, Erbrechen, Diarrhoe, Pankreatitis, nephrotisches Syndrom, verminderte glomeruläre Filtration, dekompensierte Herzinsuffizienz, Cushing-Syndrom, Streß (auch postoperativ), hepatorenales Syndrom

↑: Nierenversagen, Salzverlustniere, Schwartz-Bartter-Syndrom, Fanconi-Syndrom, Hypoaldosteronismus; SIADH (hierbei Na^+ auch im Serum ↓), Wasserintoxikation, Alkalose, Ketoazidose, alimentär

Nebennieren-Ak +++

RB Negativ

MA 1 ml Serum

DD ↑: M. Addison (bei Autoimmungenese in 70 %)
Morbus Addison tritt häufig im Rahmen eines polyglandulären Autoimmunsyndroms auf mit Nebennierenrindeninsuffizienz, Hypothyreose, Diabetes mellitus, Typ-A-Gastritis.

Neopterin i.S., i.L. und i.U. +++

RB Serum/Urin: < 2,5 ng/ml (< 10 nmol/l)
Liquor: < 1 ng/ml (< 3 nmol/l)

MA 1 ml Serum
1 ml Urin
0,5 ml Liquor

DD Direkter Marker der Makrophagenaktivität, indirekter Marker für T-Lymphozytenaktivität ☞ Lymphozyten
↑: AIDS und andere Infektionskrankheiten, hämatologische Erkrankungen, Keimzelltumoren, Autoimmunerkrankungen, Abstoßungsreaktion

+++

Noradrenalin i.S., i.U.

RB Serum: 185–275 ng/l (1 094–1 625 pmol/l)
Urin: Altersabhängig
Erwachsene: 23–105 µg/24 h (136–620 nmol/l)
Kinder: < 2 J. < 35 µg/24 h
2–8 J. < 60 µg/24 h
9–16 J. < 70 µg/24 h

MA 5 ml EDTA-Plasma Spezialröhrchen, Blutentnahme während der hypertensiven Krise am sinnvollsten.
10 ml Urin aus 24 h-Urin (Urin muß über 10 ml 10 % Salzsäure gesammelt werden)

(!) Für 8 Tage vor dem Sammeln: Keine Medikation mit Methyldopa, Kallikrein, Vitamin B
Ab 12 h vor Blutentnahme kein Alkohol, Kaffee, Nikotin, Tee und keine Bananen

DD ↑: Phäochromozytom, Neuroblastom, Ganglioneurom
Kann gering erhöht sein bei Karzinoid, Hypertonie, Cushing-Syndrom und vegetativer Belastung, ggf. Untersuchung wiederholen.

☞ Dopamin, Adrenalin, 5-HIES i.U.

+++

nRNP-Antikörper

Synonym: U1 RNP-Antikörper

RB ≤ 1

MA 1 ml Serum

DD ↑: Systemischer Lupus erythematodes (32 %), Sharp-Syndrom (90 %) ☞ Antikörper

Osmolalität i.S., i.U. +

RB Serum: 280–296 mosmol/kg
Urin: 50–1 400 mosmol/kg

MA 1 ml Serum; 10 ml Urin

(!) Faustregel zur Abschätzung der Serumosmolalität:

Osmolalität = 2 x Na^+ + Glukose + Harnstoff
(Konzentration in mmol/l)
Regel gilt nicht, wenn andere osmotisch wirksame Substanzen stark erhöht sind, z.B. beim hyperosmolaren Koma!

Serum

Osmolalität ↓ *und* Na^+*-Konzentration* ↓: Erkrankungen mit Hypervolämie und Hyponatriämie, z.B. Herzinsuffizienz, Leberzirrhose, primäre Polydipsie

Osmolalität normal und Na^+*-Konzentration* ↓: Pseudohyponatriämie (z.B. Hyperlipoprotein-, Makroglobulinämie)

Osmolalität ↑ *und* Na^+*-Konzentration* ↑: Niereninsuffizienz, Diabetes insipidus centralis und renalis, Fieber, → Hypernatriämie

Osmolalität ↑ *und* Na^+*-Konzentration* ↓: „water-shift-Hyponatriämie", größere Mengen osmotisch aktiver Substanzen im Plasma (z.B. Alkohol, retentionspflichtige Substanzen, Glukose)

Urin

↓: Diabetes insipidus centralis und renalis, osmotische Diurese, z.B. Glukose

↑: Diarrhoe, Fieber, Volumenmangel

+++

Osteocalcin i.S.

RB 3–13 µg/l,

MA 1 ml Serum. Blutentnahme nüchtern 8:00 – 9:00 Uhr, rasch weiterverarbeiten oder gefrieren, da instabil

DD ↑: Erhöhte Osteoblastenaktivität: Hyperparathyreoidismus (primär und sekundär), Knochenfiliae, Osteomalazie (kann auch bei Osteoporose erhöht sein), M. Paget

↓: Hypoparathyreoidismus, Gravidität, Steroidmedikation

+++

Parathormon

PTH, intaktes i.S.

RB Intaktes PTH: 15–65 ng/l (1,5–6,5 pmol/l)

MA Intaktes PTH: 1 ml Serum, Probe rasch verarbeiten und Serum einfrieren, Blutentnahme morgens (zirkadiane Spiegel!).
Optional gleichzeitige Bestimmung der längerlebigen Fragmente C-terminal- und mittelregionales Parathormon, um Sensitivität und Spezifität zu erhöhen → meist Rücksprache mit Labor notwendig.

(!) Zur DD sind folgende Parameter zusätzlich zu bestimmmen: Phosphat im Serum, Kalzium im Serum, ggf. Vitamin D im Serum und Kreatinin im Serum, ggf. im Urin.

DD Parathormon/Fragmente ↑↑ Phosphat im Serum ↑, Ca^+ im Serum ↓: sekundärer Hyperparathyreoidismus bei Niereninsuffizienz

Parathormon/Fragmente ↑, Phosphat im Serum ↓, Ca^+ i.S. ↑: primärer Hyperparathyreoidismus

Parathormon +++

Parathormon/Fragmente ↑, Phosphat i.S. (↓), Ca^+ i.S. ↓: sekundärer Hyperparathyreoidismus bei Malabsorptionssyndrom

Parathormon/Fragmente ↑, Phosphat i.S. ↑, Ca^+ i.S. ↓: Pseudo-Hypoparathyreoidismus

Parathormon/Fragmente ↓: Hypoparathyreoidismus, Tumorhyperkalzämien

Parietalzell-Antikörper +++

APCA

RB Negativ

MA 1 ml Serum

DD ↑: Typ-A-Gastritis mit und ohne perniziöse Anämie (☞ Intrinsic-factor-Antikörper), autoimmune Endokrinopathien, Vitiligo

! Typ-A-Gastritis: Histologische Sicherung obligat!

++

Phosphat i.S.

RB 2,6–4,5 mg/dl (0,84–1,45 mmol/l)

MA 1 ml Serum
Patient muß nüchtern sein.
Erniedrigte Werte unter Diuretikatherapie möglich, ggf. Therapiepause.

(!) Immer im Zusammenhang zu Kalzium i.S. und alkalischer Phosphatase beurteilen, da falsch-hohe Werte bei Hämolyse, monoklonaler Gammopathie und Fettstoffwechselstörung möglich sind.

DD ↓: Primärer Hyperparathyreoidismus, Sepsis, Alkoholismus, Vitamin-D-Mangel, Malabsorption, Erbrechen, Diarrhoe, renal-tubuläre Defekte, Azidose, respiratorische Alkalose, Anorexia nervosa, bei Therapie des Koma diabeticum

↑: Niereninsuffizienz, wenn glomeruläre Filtrationsrate < 25 ml/Min., Hypoparathyreoidismus, katabole Zustände, phosphathaltige Laxantien und Infusionen, Vitamin-D-Zufuhr

Phosphat i.U.

+

RB 300–1 000 mg/24 h (95–320 mmol/24 h)

MA 10 ml 24 h-Urin

(!) Gleichzeitig Kalzium i.S. und Kreatinin i.S. bestimmen.

DD ↓: Niereninsuffizienz, Hypoparathyreoidismus, Vitamin D-Mangel, Hypothyreose, Akromegalie

↑: Primärer Hyperparathyreoidismus, renal-tubuläre Azidose, Knochentumoren und Metastasen

Phospholipid-Ak

+++

RB IgM: ≤ 5 U/ml
IgG: ≤ 11 U/ml

MA 2 ml Serum

(!) Falsch-positiver VDRL-Test bei Vorliegen von Phospholipid-Antikörpern (☞ Lues-Serologie).

DD ↑: Lupus erythematodes und andere Autoimmunerkrankungen, medikamenteninduzierter Lupus, maligne Erkrankungen, Sneddon-Syndrom (Vaskulitis mit Livedo racemosa, assoziiert mit zerebralen Insulten), parainfektiös

Lupusantikoagulans ist assoziiert mit rezidivierenden arteriellen und venösen Thrombosen, tiefen Beinvenenthrombosen, anderen Phlebothrombosen ungewöhnlicher Lokalisation, Hirninfarkten, habituellen Aborten.

Weitere Differenzierung möglich, z.B. ☞ Lupusantikoagulans, empfehlenswert bei entsprechender Symptomatik

Pleurapunktat

Transsudat

Spezifisches Gewicht < 1 016, Eiweiß < 3,0 g/dl, Erythrozyten < 10 000/µl, Glukose = Serum Glukosespiegel, Laktat 5–45 mg/dl, Leukozyten < 1 000/µl, LDH < 200 U/l, pH > 7,2

Exsudat

Spezifisches Gewicht > 1 016, Eiweiß > 3,0 g/dl, Erythrozyten > 100 000/µl (Tumor, Trauma), Glukose < 60 mg/dl (bei Tuberkulose) und < 30 mg/dl (bei rheumatoider Arthritis, Empyem, Malignom), Laktat 45–210 mg/dl, Leukozyten > 1 000/µl, LDH > 200 U/l, pH < 7,2, Cholesterin > 50 mg/dl, Amylase > 500 U/ml

MA 10 ml Pleurapunktat

DD

Transsudat

Kardiale Ursachen (Herzinsuffizienz, Perikarderguß), Hypoproteinämie (Leberzirrhose, nephrotisches Syndrom), Hypothyreose

Exsudat

Neutrophilie: Infektiös (z.B. Pneumonie, Empyem), Pleuritis exsudativa, sympathische Pleuritis (z.B. Pankreatitis), Lungeninfarkt
Eosinophilie: Parasiten (z.B. Echinokokken), Churg-Strauss-Syndrom, Lymphom
Lymphozytose: Tuberkulose, Asbestose, Lymphom
Blutig: Trauma, maligne Tumoren (vor allem Bronchial-, Mammakarzinom, Pleuramesotheliom), Lungenembolie

Lipase ↑: Pankreaserkrankung
LDH ↑: Malignom
Cholesterin ↑: Malignom und Chylothorax

PM-Scl-Antikörper

+++

Synonym: PM1-Antikörper

RB Negativ

MA 1 ml Serum

DD ↑: Sharp-Syndrom (90 %), Polymyositis/Dermatomyositis (10–15 %), Sklerodermie (3 %)

Porphyrine i.U.

RB Gesamtporphyrine < 150 µg/l (< 200 ηmol/l) oder < 200 µg/24 h (< 24 nmol/24 h)
δ-Aminolävulinsäure < 6,5 mg/24 h (< 50 µmol/24 h)

Porphobilinogen 0–2,0 mg/24 h (0–8,8 µmol/24 h)
Uroporphyrine < 20 µg/24 h (< 24 ηmol/24 h)
Koproporphyrine 100–300 µg/24 h (150–460 ηmol/24 h)

MA 20 ml 24 h-Urin
Urin muß in dunkler Flasche gesammelt und kühl gestellt werden. Kühl versenden.

DD

Befundkonstellation Urinporphyrine

		Urinausscheidung				
	Stadium	DALS	PBG	Ges.-P	Uro-P	Kopro-P
Akut intermittierende Porphyrie	akut	↑↑	↑↑	↑↑	↑↑	↑↑
	latent	n – ↑	n – ↑	n – ↑	n – ↑	n – ↑
Porphyria variegata	akut	↑(↑)	↑(↑)	↑↑	↑(↑)	↑(↑)
	latent	n	n	n	n	n – ↑
Hereditäre Koproporphyrinurie	akut	↑(↑)	↑(↑)	↑↑	↑	↑↑
	latent	n – ↑	n – ↑	↑↑	n – ↑	↑↑
Chronische hepatische Porphyrien		n – ↑	n	↑↑	↑(↑)	↑
Sekundäre Koproporphyrinurie		n – ↑	n	↑(↑)	n – ↑	↑(↑)
Bleivergiftung	akut	↑↑	n – ↑	↑↑	n – ↑	↑↑
	chronisch	↑	n	↑	n – ↑	↑
Kongenitale erythropoet. Porphyrie		n	n	↑↑	↑↑	↑↑
Erythrohepatische Protoporphyrie		n	n	n – ↑	n – ↑	n – ↑

Abkürzungen: n = normal, ↑ = vermehrt, ↑↑ = stark vermehrt
Ges.-P = Gesamtporphyrine, Uro-P = Uroporphyrin, Kopro-P = Koproporphyrin

☞ δ-Aminolävulinsäure

Prokalzitonin

+++

RB < 0,5 µg/l

MA Zitratplasma

(!) Anstieg des Prokalzitonins kann bei einigen Pneumonien fehlen. Bei Raumtemperatur ist das Molekül nur wenige Stunden stabil.

DD ↑: bei schweren bakteriellen oder pilzbedingten Infektionen, Sepsis. Nicht oder nur sehr wenig erhöht bei viralen Infektionen, Tumorfieber, Autoimmunerkrankungen. Unter Zuhilfenahme des Prokalzitoninwertes kann besser als durch ☞ C-reaktives Protein zwischen bakterieller oder pilzbedingter Infektion und Entzündungsreaktion (SIRS) nicht-infektiöser Ursache, z.B. in Rahmen einer Pankreatitis unterschieden werden.
Bei Lokalinfektionen steigt Prokalzitonin nicht an.
Die Prokalzitoninkonzentration im Serum korreliert mit der Schwere einer Infektion und kann als Verlaufsparameter herangezogen werden.

+++ **Prolaktin i.S.**

RB M: 0,62–12,5 ng/ml (20–400 μU/ml)
F: 0,62–15,6 ng/ml (20–500 μU/ml),
postmenopausal: < 9,7 ng/ml (< 310 μU/ml),
Gravide: < 200 ng/ml (< 6 500 μU/ml)

MA 1 ml Serum

(!) Blutabnahme morgens bei nicht gestreßten Patientinnen, vorher keine Brustpalpation durchführen.

DD ↑ (> 500 mlU/l): Mikroadenom der Hypophyse, Amenorrhoe und andere Zyklusstörungen, paraneoplastisch, hypernephroides oder Bronchialkarzinom, Einnahme von Neuroleptika, Antiemetika, in der Stillzeit, Hypothyreose, direkt nach generalisiertem Krampfanfall
↑ (> 5 000 mlU/l): Makroadenom der Hypophyse

↓: Menopause

Weitergehende Diagnostik ☞ Metoclopramid-Test

+++ **Protein C i.P.**

RB Funktionelle Aktivität 0–140 %
Immunologisch 0,6–1,3 E/ml

MA 5 ml Zitratblut

DD ↓: Erhöhte Thrombembolieneigung bei familiärem Protein-C-Mangel. Kumarintherapie, Vitamin-K-Mangel, disseminierte intravasale Verbrauchskoagulopathie, Leberfunktionsstörungen

Protein S i.P. +++

RB Funktionelle Aktivität 60–145 %
Immunologisch:
Freies Protein S 0,23–0,49 E/ml,
Protein S-Antigen 0,67–1,25 E/ml,
C4-bindendes Protein 0,65–1,40 E/ml

MA 5 ml Zitratblut

(!) Da das Protein S normalerweise an C4-bindendes Protein gebunden ist und dadurch inaktiv ist, sollte das freie Protein bestimmt werden.

DD ↓: Erhöhte Thrombembolieneigung bei familiärem Protein-S-Mangel. Kumarintherapie, Vitamin-K-Mangel, disseminierte intravasale Verbrauchskoagulopathie, Leberfunktionsstörungen

PTT i.P. +

P
Q
R

Partielle Thromboplastinzeit

Synonym: Aktivierte partielle Thromboplastinzeit (aPTT)

RB 25–45 Sek.

MA 5 ml Zitratblut
Schnelles Aufziehen und lange Stauung vermeiden

DD ↑: Antiphospholipidsyndrom ☞ Lupusantikoagulans, ☞ Kardiolipin-Antikörper, Hämophilie A und B, Hyperfibrinolyse, schwere Lebererkrankung, Verbrauchskoagulopathie, angeborene Faktorenmangel-Syndrome, Monitoring der Heparintherapie, Therapie mit Vitamin-K-Antagonisten (z.B. Marcumar®) hierbei Monitoring üblicherweise jedoch über ☞ Quickwert

Plasmathrombinzeit

RB 17–24 Sek.

MA 2 ml Zitratblut

DD ↑: Disseminierte intravasale Verbrauchskoagulopathie durch Hyperfibrinolyse, Hypo- und Dysfibrinogenämie. Überwachung der Heparin- und Fibrinolysetherapie (Therapieziel: 2–3fach verlängert), Maß für „gemeinsame Endstrecke“ der Gerinnung.

Quickwert i.P.

+

Synonym: Thromboplastinzeit (TPZ)

RB > 70 %

MA 5 ml Zitratblut
Idealerweise 15 Min. körperliche Ruhe vor Abnahme, kein langes Stauen

(!) Penicilline, Barbiturate können den Quickwert erhöhen, Paracetamol, Salizylate erniedrigen.

DD ↓: Lebererkrankungen, disseminierte intravasale Verbrauchskoagulopathie, Hypofibrinogenämie, Vitamin-K-Mangel, angeborener Faktorenmangel von Faktor II, VII, X, Hemmkörper gegen Gerinnungsfaktor II, VII, X, z.B. bei systemischem Lupus erythematodes, Antithrombin-III-Überschuß, Therapie mit Vit.-K-Antagonisten (therapeutischer Bereich ca. 15–35 % → INR = International normalized ratio (testunabhängige Vergleichswerte) 2,0–4,5)

P
Q
R

Beispiel	
INR 1,0	Quick 100 %
INR 1,5–2,5	Quick 50–30 %
INR 2,0–3,0	Quick 35–25 %
INR 3,0–4,5	Quick 25–15 %

+++

Reninaktivität i.P.

RB Gemessen wird Angiotensin I (A I): 0,2–1,5 A I ng/ml/h; nach 30 Min. Stehen 1,5–4,0 A I ng/ml/h

MA 1 ml EDTA-Plasma, gefroren
Östrogene 2 Mon., Diuretika 3 Wo., Antihypertonika 1 Wo., Clonidin/Methyldopa 2 Tage vorher absetzen.

DD ↓: Primärer Hyperaldosteronismus (Conn-Syndrom), bei Steriodgabe, Enzymdefekte
↑: Renovaskuläre Hypertonie, reninsezernierende Tumoren (Nierenzell- und Bronchialkarzinom), sekundärer Hyperaldosteronismus, Schwarz-Bartter-Syndrom, Medikamente (z.B. Diuretika, Laxantien, orale Kontrazeptiva)

+

Retikulozyten im Blut

RB 0,5–2 %

MA 5 ml EDTA-Blut

DD ↓: Aplastische Anämie, megaloblastäre Anämie, Thalassämie, sideroblastische Anämie, Knochenmarkinfiltration, Erythrozytenbildungsstörungen, z.B. nach Zytostatika- und Strahlentherapie, Leberzirrhose, jede Mangelanämie

↑: Nach Hypoxie, Blutverlust, bei hämolytischer Anämie (z.B. bei Zieve-Syndrom), Leberzirrhose (Myelosuppression)

(!) „Retikulozytenkrise" 4–10 Tage nach medikamentöser Therapie von Eisen-, Vit.-B_{12}- und Folsäure-Mangelanämien.
☞ Blutbild

Rheumafaktor

+++

RB ≤ 100 IU/ml

MA 2 ml Serum
1 ml Gelenkpunktat

(!) Antikörper vom Typ IgM gegen humanes IgG. Auch Typ IgG und IgA-Antikörper kommen vor.

DD ↑: Rheumatoide Arthritis (im Gelenkpunktat sehr spezifisch) (in 65 %–90 %), Kollagenosen, schwere Infekte, verschiedene chronische Erkrankungen, bei Gesunden im höheren Lebensalter (insbesondere Frauen bis 20 %)

+++

Saure Phosphatase i.S.

RB M < 4,8, F < 3,7 U/l

MA 1 ml Serum
Zirkadiane Werte, morgendliche Blutentnahme, sofort weiterverarbeiten

(!) Erhöhung bis 48 h nach rektaler Prostatapalpation

DD ↑: Prostatakarziom, Prostatahypertrophie, Prostatainfarkt; Thrombozytose, disseminierte intravasale Gerinnung, Hämolyse, Osteogenesis imperfecta, M.Paget, M. Gaucher, hämatologische Erkankungen.

Weniger sensitiv als AP bei Knochenmetastasen. Bei Erhöhung ☞ PAP, ☞ PSA und ☞ AP bestimmen

+++

SCL 70-Antikörper

RB Negativ

MA 1 ml Serum

DD ↑: Progressive systemische Sklerose (70 %), Crest-Syndrom (20 %)
Da bei den Varianten der Sklerodermie meistens entweder Antikörper gegen SCL 70 oder gegen Zentromere auftreten, sollten beide bestimmt werden. Die Antikörper sind jeweils mit unterschiedlichen Verlaufsformen assoziiert, ☞ Antikörpertabelle S. 150

Serotonin i.S. +++

RB M: 80–290 µg/l, F: 110–320 µg/l

MA 1 ml Serum, gekühlt

DD ↑: Karzinoid
Basisuntersuchung bei V.a. Karzinoid. Vorab sollte die Bestimmung der ☞ 5-Hydroxyindoleessigsäurekonzentration erfolgen, da Serotoninbestimmung im Serum nur sinnvoll bei klinischem Verdacht und gleichzeitig normaler/grenzwertiger Konzentration der 5-Hydroxyindolessigsäurekonzentration.

Serotonin i.U. +++

RB < 1 µmol/24 h

MA 10 ml ☞ 24-h-Urin, 10 ml Salzsäure vorlegen
Wichtig zur Berechnung Labor Gesamturinmenge angeben
Bis zu 48 h vorher Walnüsse, Pflaumen, Tomaten, Bananen, Salicylate und Paracetamol meiden

DD Basisuntersuchung bei V.a Karzinoid.
Vorab sollte die Bestimmung der 5-Hydroxyindoleessigsäurekonzentration erfolgen, da Serotoninbestimmung i.U. nur sinnvoll bei klinischem Verdacht und gleichzeitig normaler/grenzwertiger Konzentration der 5-Hydroxyindolessigsäurekonzentration

↑: Karzinoid, Verlaufskontrolle

☞ 5-HIES

+++

SLA Antikörper

soluble liver antigen

RB Negativ

MA 2 ml Serum

DD ↑: Autoimmunhepatitis Typ 3
☞ LKM-Antikörper, Tab. S.##

+++

SMA

smooth muscle antibodies

RB ≤ 1 : 80

MA 2 ml Serum

DD ↑: Autoimmunhepatitis (in 50 %) (Typ 1 und Typ 3), primär biliäre Zirrhose
☞ Antikörpertabelle S. 149

SS-A-Antikörper +++

Synonym: Ro-Antikörper

RB ≤ 1

MA 1 ml Serum

DD ↑: Sjögren-Syndrom (65 %), systemischer Lupus erythematodes (35 %), Sklerodermie (25 %), Sharp-Syndrom (MCTD) (60 %)
Der Antikörper ist diaplazentar übertragbar und mit kongenitalen schweren Erregungsausbreitungsstörungen des Herzens assoziiert.

SS-B-Antikörper +

Synonym: La-Antikörper

RB ≤ 1

MA 1 ml Serum

DD ↑: Sjögren-Syndrom (65 %), systemischer Lupus erythematodes (15 %)

ssDNS-Antikörper +++

Synonym: Antikörper gegen Einzelstrang-DNS

RB ≤ 10 U/ml

MA 1 ml Serum

DD ↑: Rheumatoide Arthritis (40 %), systemischer Lupus erythematodes, (70 %), juvenile Polyarthritis, medikamentös induzierter Lupus erythematodes

+++

TAK

Thyreoglobulin-Antikörper

RB ≤ 100 U/l, Graubereich ≤ 200 U/l

MA 2 ml Serum

DD ↑: Hashimoto-Thyreoiditis (30–40 %), atrophische Autoimmunthyreoiditis (20–30 %), M. Basedow (10–20 %), Schilddrüsenkarzinom (30 %)
In niedriger Konzentration ↑: Nicht-autoimmun-Thyreoitiden, Gesunde (≤ 15 %).
Assoziiert mit polyglandulärem Autoimmunsyndrom.

+++

Testosteron i.S.

RB 1 ml Serum

MA Gesamttestosteron: F 0,2–0,9 ng/ml, M 2,6–10,6 ng/ml
Freies Testosteron: F 8,9–46,5 pg/ml, M 0,7–3,6 pg/ml, optimale Entnahme ca. 8 : 00 Uhr

(!) Meist reicht die Bestimmung des Gesamttestosterons aus.

Bestimmung des freien Testosteron nur bei V.a. auf verschobenes Verhältnis Gesamt/freien Testosteron, sinnvoll bei Hyperthyreose oder Medikation mit Antiepileptika.

DD ↑: F: Adrenogenitales Syndrom oder Tumoren, die Androgene produzieren (Ovar)
M: Andrenogenitales Syndrom oder Tumoren, die Androgene produzieren (Leydigzellen des Hodens, Nebennierenrinde), Überwachung einer Substitutionstherapie

↓: Kastration, exogene Zufuhr anaboler Steroidderivate

Thrombozyten-Antikörper +++

RB Negativ

MA 10 ml Heparinblut

(!) Differenzierung in zirkulierende, thrombozytengebundene IgM-Antikörper und thrombozytengebundene IgG-Antikörper.
Sinnvoll in der Differentialdiagnose von Thrombopenien.

DD ↑: Immunthrombozytopenie (sowohl akut als auch chronisch), maligne Lymphome (Morbus Hodgkin und Non-Hodgkin-Lymphomen), medikamenteninduzierte Thrombopenie (Heparin, Cotrimoxazol als häufig eingesetzte Medikamente, Aufzählung nicht vollständig)

Thrombozyten im Blut +

RB 140 000–400 000/μl

MA 1 ml EDTA-Blut

(!) Um eine Pseudothrombozytopenie auszuschließen, bei Thrombopenie immer initial einmalig Thrombos aus Zitratblut (idealerweise direkt ins Labor gebracht) bestimmen.

DD ↓: *Verbrauch:* Blutung, Infektion, Sepsis (Verbrauchskoagulopathie), medikamentös-toxisch heparininduzierte Thrombopenie (Typ I und II), Hypersplenie-Syndrom, Autoantikörperbildung hämolytisch-urämisches Syndrom
Verminderte Bildung: (nach Zytostase/Radiatio, Aplasie oder Infiltration des Knochenmarks, medikamentös-toxisch, Vit.-B_{12}/Folsäure/Fe-Mangel.
Selten: Fanconi-Syndrom, Wiskott-Aldrich-Syndrom

↑: Reaktion nach Blutverlust, bei Entzündung, Polyzythämie, Leukämie, nach Splenektomie, Infektionen (Tuberkulose)

☞ Blutbild

+++

TPO-Antikörper

Thyreoidale Peroxidase-Antikörper

Synonym: Mikrosomale Antikörper (MAK)

RB ≤ 100 U/l, Graubereich ≤ 130 U/l

MA 2 ml Serum

DD ↑: Hashimoto-Thyreoiditis (60–90 %), atrophische Autoimmunthyreoiditis (40–70 %), M. Basedow (60–70 %). Assoziiert mit polyglandulärem Autoimmunsyndrom.

+++

TRAK

Synonym: TSH-Rezeptor-Antikörper

RB ≤ 9 U/l, Graubereich 9–14 U/l

MA 2 ml Serum

(!) Mit der Bestimmung kann nicht zwischen TSH-Rezeptor-stimulierenden und -blockierenden Antikörpern differenziert werden.

DD ↑: Hashimoto-Thyreoiditis (≤ 10 %), atrophische Autoimmunthyreoiditis (15 %), Hyperthyreose vom Basedow-Typ: aktiv 80–100 %, in Remission 10–30 %, bei M. Basedow eventuell Bestimmung als Verlaufsparameter. Assoziiert mit polyglandulärem Autoimmunsyndrom.

Transferrin i.S. +

RB 200–400 mg/dl

MA 1 ml Serum

DD ↑: Mangel an Eisen, Gravidität, Hormontherapie (Östrogene/Gestagene)

↓: Chronischer/akuter Eiweißmangel (z.B. Leberzirrhose), Entzündungen, Hämochromatose, Hämosiderose, Tumorleiden

☞ Ferritin im Serum
☞ Eisen im Serum

Triglyceride i.S. +

RB 160 mg/dl (< 1,8 mmol/l)

MA 1 ml Serum, Blutprobe nach 12 h Nahrungskarenz abnehmen

(!) Erhöht bei Medikation mit Steroiden, oralen Kontrazeptiva, Spironolacton und nach Alkoholkonsum. Vermindert bei Medikation von Vitamin C, Fibraten und Heparintherapie.

DD ↑: Primäre Hyperlipoproteinämien außer Typ IIA (nach Frederickson); Herzinfarkt, Diabetes mellitus, Adipositas, Hypothyreose, Lebererkrankung, Verschlußikterus, nephrotisches Syndrom, Gravidität, Kortisol-, Östrogentherapie

↓: Schwere Anämien, konsumierende Erkrankung, Marasmus, Hunger, Hyperthyreose, Verbrennung, exsudative Enteropathie; A-B-Lipoproteinämie

☞ Lipidelektrophorese

+

Troponin T und I

kardiales i.S.

RB TnT < 0,1 µg/l
TnI < 0,1–0,2 µg/l

MA 1 ml Serum

DD ↑: Myokardinfarkt (50 % pos. nach 4 h, 100 % nach 24 h, bis 3 Wo. ↑), Beurteilung der Reperfusion nach Lyse oder Akut-PTCA und indirekt der Infarktgröße. Myokardschäden nach Trauma (z.B. Kontusion) und post-OP. Prognostischer Marker bei instabiler Angina pectoris.

(!) Der Anstieg von Troponin ist bei Mikroinfarkten wesentlich sensitiver als CK-MB. Verlauf → Risikoabschätzung und Therapieentscheidung möglich. Bei eindeutigem Infarkt kann auf die Bestimmung von Troponin verzichtet werden.

+

TSH basal i.S.

Thyreoidea-stimulierendes Hormon

RB 0,3–3,5 mU/L

MA 1 ml Serum

DD ↑: Hypothyreose (primär), Jodmangelstruma

↓: Hyperthyreose, Suppressionstherapie z.B. nach Struma-Operation, Hypothyreose (sekundär)

Orientierende Untersuchung und Screening zur Schilddrüsenfunktion, bei Abweichungen weitergehende Diagnostik sinnvoll ☞ fT_3, fT_4
Bei grenzwertigen Befunden Stimulation mit ☞ TRH

Tyrosin-Phosphatase-Antikörper +++

Synonym: IA2-Antikörper

RB < 1500 IU/ml

MA 1 ml Serum

DD ↑ bei 70 % der Typ-1-Diabetiker bei Erstmanifestation, bei Erwachsenen weniger häufig als bei Kindern. Erhöhte IA2-Ak haben einen hohen Vorhersagewert bezüglich des Auftretens eines Diabetes mellitus.
Gleichzeitige Untersuchung auf ☞ Inselzell-Autoantikörper (ICA), ☞ Anti-Glutamat-Dekarboxylase-Antikörper (GADA) und ☞ Insulin-Autoantikörper erhöht die diagnostische Sicherheit bezüglich der Prädiktion des Auftretens eines Diabetes mellitus.

TZ i.P. +

Thrombinzeit

STU

RB 17–21 Sek.

MA 5 ml Zitratblut

DD ↑: Überwachung bei Fibrinolyse- und Heparintherapie, disseminierte intravasale Koagulopathie, Dysfibrinogenämien
☞ D-Dimere

\+

Urinsediment

RB Pro Gesichtsfeld: Leukozyten bis 5, Erythrozyten bis 3, vereinzelt hyaline Zylinder und Epithelien

MA 10 ml Spontanurin

DD Erythrozyten- und Hämoglobinzylinder mit isomorphen Erythrozyten sind tublulärer Genese, dysmorphe Erythrozyten glomerulärer Genese.
Leukozytenzylinder bei interstitieller Nephritis, hyaline Zylinder in großer Menge bei Proteinurie (z.B. beim nephrotischen Syndrom).
Epithelien und vereinzelte Kristalle sind unspezifisch und ohne Bedeutung.

☞ Erythrozyten im Urin

\+

Urobilin

Urobilinogen i.U.

RB Negativ

MA 5 ml Urin

DD ↑: Ikterus (hämolytisch), Leberparenchymschäden
☞ Bilirubin im Urin, dort DD des Ikterus

Vanillinmandelsäure +++

VMS i.U.

RB 3,3–6,5 mg/24 h
Für 8 Tage vor dem Sammeln: Keine Medikation mit Methyldopa, Kallikrein, Vitamin B.
12 h vor Untersuchung kein Alkohol, Kaffee, Nikotin, Tee und Bananen.

MA 20 ml ☞ 24 h-Urin, über 10 ml Eisessig gesammelt (Labor nachfragen!)
Zur DD auch ☞ Noradrenalin im Urin bestimmen.

DD ↓: Familiäre Dysautonomie, schwerer Schock

↑: Polyneuritis, Herzinfarkt, Herzinsuffizienz, Hypertonie, Schock, Sepsis, Asthma, Hyperthyreose, Urämie, Karzinome, Karzinoid-Syndrom, Porphyrie, Nikotinabusus, Streß
↑↑: Phäochromozytom, Tumoren des Sympathikusstranges

☞ Adrenalin
☞ Dopamin
☞ Homovanillinmandeläure
☞ Noradrenalin

VIP i.P. +++

Vasoaktives intestinales Polypeptid

RB < 20 pmol/l

MA 2 ml EDTA-Plasma, sofort weiterverarbeiten und einfrieren

DD ↑: Verner-Morrison-Syndrom, geeignet zur Verlaufskontrolle von neuroendokrinen Tumoren mit VIP-produzierenden Zellen

+++

Vitamin A i.S.

Synonym: Retinol

RB 20–100 µg/dl (0,7–3,4 µmol/l)

MA 1 ml Serum, instabil im Licht

DD ↑: Überdosierung, chronische Niereninsuffizienz

↓: Mangelernährung, Malabsorption bei chronischer Diarrhoe (z.B. Pankreasinsuffizienz), Lebererkrankung

+++

Vitamin B_1 i.S.

Synonym: Thiamin

RB 15–60 µg/l

MA 2 ml EDTA-Blut

DD ↑: Hämatologische Erkrankungen, z.B. Leukämien

↓: Malabsorption bei Diarrhoe, Malnutrition, Alkoholabusus, chronische Infekte

Vitamin B_6 i.S. +++

Synonym: Pyridoxin

RB 5–30 µg/l, bei Kindern > alte Menschen, lichtempfindlich

MA 2 ml EDTA-Blut

DD ↓: Malnutrition (Alkoholkonsum), Mangel in der Schwangerschaft

Vitamin B_{12} i.S. +++

Synonym: Cobalamin

RB 200–600 pg/ml (145–440 pmol/l)

MA 1 ml Serum, rasch verarbeiten oder einfrieren, instabil im Licht

(!) Nach ☞ Schilling-Test oder parenteraler B_{12}-Gabe ist das Ergebnis mehrere Monate nicht verwertbar.

DD ↓: Magenaffektionen: Z.n. Gastrektomie, A-Gastritis (Atrophie der Schleimhaut), Intrinsic-Faktor-Mangel, Intrinsic-Faktor-Antikörper, chronische entzündliche Darmerkrankungen mit Befall des terminalen Ileums (M. Crohn), bakterielle Fehlbesiedlung, z.B. nach Antibiose, Sprue, perniziöse Anämie mit oder ohne funikuläre Myelose, Parasitenbefall (Fischbandwurm)

☞ Parietalzell-Ak

☞ Intrinsic-factor-Ak

+++

Vitamin C i.S.

Synonym: Ascorbinsäure

RB 0,4–1,0 mg/dl (22–56 µmol/l)

MA 1 ml Serum, luftdicht, lichtgeschützt

DD ↓: Malnutrition (Skorbut, Alkoholismus), Gravidität, Malabsorption, z.B. chronische Diarrhoe, Niereninsuffizienz

+++

Vitamin D_3 i.S.

1,25-Dihydroxy-Cholecalciferol

Synonym: 1,25-OH-Cholecalciferol

RB 25–70 ng/l, Kinder 40–100 ng/l

MA 1 ml Serum, sofort verarbeiten und einfrieren

DD ↑: Substitutionstherapie, Hyperparathyreoidismus (primär), Sarkoidose, Hyperkalzämie

↓↓: Erbliche vitamin-D-abhängige Rachitis Typ I

↓: Niereninsuffizienz, nephrotisches Syndrom

Vitamin D_3 i.S. +++

25-Hydroxy-Cholecalciferol

Synonym: 25-OH-Cholecalciferol

RB 5–230 µg/l (10–570 nmol/l)

MA 1 ml Serum, Patient nüchtern, vor Licht schützen und tiefgefrieren bei Versand > 2 Tage

DD ↑: Substitutionstherapie, nach Heparin i.v.

↓: Malnutrition, Malabsorption, Winterzeit, Hyperparathyreoidismus (primär), nephrotisches Syndrom, Leberzirrhose, Barbiturate

Vitamin K i.S. +++

RB 50–580 ng/l

MA 2 ml EDTA-Blut

(!) Selten indiziert, bei Marcumartherapie oder Koagulopathie primär ☞ Quickwert bestimmen.

DD ↓: Malabsorption und Maldigestion bei Sprue, Antibiotikatherapie

+++

Von-Willebrand-Faktor

Synonyma: Faktor-VIII-assoziiertes Antigen, Faktor-VIII R:Ag, Faktor VIII:vWF

RB 50–160 %

MA 5 ml Zitratblut

DD ↑: Protein-C-Mangel, Urämie, Diabetes mellitus, Akutphase-Reaktion, Vaskulitis, venöse Thrombose, Lungen- und Lebererkrankungen, fibrinolytische Therapie, 2. Schwangerschaftshälfte

↓: Von-Willebrand-Syndrom, Verbrauchskoagulopathie, Medikation mit Asparaginase, Kontrazeptiva

Zentriol-Antikörper +++

RB ≤ 1 : 40

MA 1 ml Serum

(!) Allenfalls ergänzende Diagnostik der Kollagenosen.

DD ↑: Kollagenosen, vor allem Sklerodermie

Zentromer-Antikörper +++

Synonym: ACA

RB ≤ 1 : 40

MA 1 ml Serum

DD ↑: Sklerodermie: CREST-Syndrom (≤ 80 %), progressive systemische Sklerose (40–50 %).
Der Antikörper hat eine hohe Spezifität für Sklerodermie.

Zink i.S. +++

RB 74–139 µg/dl (11,5–18,5 µmol/l)

MA 1 ml Serum

DD ↑: Polyzythämien, iatrogen, Selbstmedikation

↓: Acrodermatitis enteropathica (erbliche Resorptionsstörung), mehrwöchige parenterale Ernährung, chronische Diarrhoe, chronische entzündliche Darmerkrankung, Sprue, Alkoholismus, Systemerkrankung, Nephropathien

Leber und Gallenwege

Antikörper bei Autoimmunerkrankungen von Leber und Gallenwegen

	ANA	p-ANCA	Anti-HCV	AMA	LKM1	SLA/LP	SMA
AIH Typ 1A	↑	↔ oder ↑	↔	↔	↔	↔	↑ oder ↔
AIH Typ 1B	↑	↔	↔	↔	↔	↔	↔
AIH Typ 2A	↔	↔	↔	↔	↑	↔	↔
AIH Typ 2B	↔	↔	↑	↔	↑	↔	↔
AIH Typ 3	↔	↔	↔	↔	↔	↑	↔
PBC	↔	↔	↔	↑	↔	↔	↔
PSC	↔	↑	↔	↔	↔	↔	↔

AIH Autoimmunhepatitis; PBC = Primär biliäre Zirrhose
PSC Primär sklerosierende Cholangitis
AMA Antimitochondriale Antikörper
ANA Antinukleäre Antikörper
pANCA Antineutrophile zytoplasmatische Antikörper mit perinukleärem Fluoreszenzmuster ☞ ANCA
Anti-HCV Antikörper gegen Hepatitis C-Virus
LKM1 Leber-Nieren-Antikörper
LP Pankreas-Leber-Antigen
SLA Antikörper gegen lösliches Leberantigen
SMA Antikörper gegen glatte Muskulatur

Kollagenosen

Antikörper	SLE	Med. LE	Sjögren	Sklerodermie	MCTD
ANA	96 %	≤ 95 %	50–70 %	90 %	100 %
dsDNS	80 %				
ssDNS	70 %				
Antihiston	70 %	95 %			
Anti-Sm	30 %				
U1 RNP	32 %		35 %		90 %
SS-A/Ro	35 %		65 %	25 %	60 %
SS-B/La	15 %		65 %		
Ku	10 %				
Ki	31 %				
PCNA	3 %				
Neuron	35 %				
Rheumafaktor	20 %		50 %		
Kardiolipin	25 %				

SLE: systemischer Lupus erythematodes;
Med. LE: medikamentös induzierter Lupus erythematodes; Sjögren: Sjögren-Syndrom;
MCTD: Sharp-Syndrom, mixed connective tissue disease

- dsDNS-, Sm-, U1 RNP-, PCNA-, Neuron-Antikörper haben hohe Spezifität für systemischen Lupus erythematodes
- ssDNS-Ak sind häufig positiv bei juveniler Polyarthritis
- SCL70-Antikörper und Zentromer-Antikörper sind jeweils mit unterschiedlichen Verlaufsformen der Sklerodermie assoziiert

3

Infektionen

Direkte Erregernachweise

Für direkte Erregernachweise eignen sich (abhängig von der Bestimmungsmethode) sämtliche sterilen und unsterilen Körpersekrete und Gewebeproben (OP-Präparate). Neben der mikroskopischen Visualisierung des Erregers und seiner Kultivierung spielen mittlerweile immunologische und molekularbiologische Direktnachweise (s.u.) eine herausragende Rolle. Hierbei sind ggf. eine besondere Marerialaufbereitung oder Abnahmevorschriften zu beachten (Rücksprache mit Laborarzt!).

Mikroskopie

Die Mikroskopie ist das Standardverfahren zum Nachweis von Parasiten. Außerdem stehen zahlreiche Färbemethoden zum Nachweis spezieller Erreger zur Verfügung, z.B.:

- Gram-/Methylenblaufärbung (geeignet für viele Bakterien, z.B. Gonokokken, Meningokokken)
- Ziehl-Neelsen-Färbung (Mykobakterien)
- PAS-Färbung (Pilze), Warthin-Starry-, Wright- oder Gomori-Silber-Färbung (Treponemen, Bartonellen).

Kulturversuch

Standardverfahren in der Bakteriologie.

- Für die Diagnostik spezifischer Erreger sind ggf. Selektivmedien, unterschiedliche Bebrütungszeiten und spezielles Handling der Proben erforderlich (klinische Verdachtsdiagnose mit klinischem Infektiologen oder Mikrobiologen besprechen!).
- Anaerobe Kulturverfahren nur dann nutzen, wenn auch Anaerobier erwartet werden (Kosten!).
- Auch unter antibakterieller Therapie kann ein Kultivierung von klinischen Materialien sinnvoll sein (Rücksprache mit klinischem Infektologen oder Mikrobiologen), z.B. Mykosen-Diagnostik oder Diagnostik bei multiresistenten Bakterien.

! Kultivierung von Standortflora (z.B. Saprophyten) oder Kontaminanden (z.B. Hautkeime in Blutkulturen) durch Materialentnahme unter sterilen Kautelen (☞ Präanalytik) vermeiden!

Direkte Erregernachweise

! Kultivierung bestimmter Erreger (z.B. Bartonellen, Brucellen, Mykobakterien) erfordert längere Bebrütungszeiten und Selektivmedien.

Immunologische Direktnachweise

- **Direkte Immunfluoreszenz (DIF),** z.B. für CMV, Herpes-Viren, Chlamydien: fluoreszenzmarkierte mono- oder polyklonale Antikörper binden an Erregerprotein und werden mikroskopisch oder durchflußzytometrisch visualisiert.
- **Antigen-Enzymimmunoassay (EIA, ELISA)/Radioimmunoassay (RIA),** z.B. für Candida-, Aspergillus-Ag: polyklonaler Ak bindet Erreger(protein), danach Detektion biochemisch (Farbumschlag) mittels direkt oder indirekt Enzym-gekoppelten monoklonalem Ak, der sich an den polyklonalen Ak bindet. („Sandwich"-Technik).
- **Latex-Agglutination (LA),** z.B. für Pneumokokken-Antigen i.Liquor: Visualisiert wird die Agglutination Latexpartikel-gekoppelter poly- oder monoklonaler Ak mit dem Erreger-Antigen.

Molekularbiologische Direktnachweise

- **Polymerase-Ketten-Reaktion (PCR):** Nachweis des Erregergenoms mittels Amplifikation einer bekannten Teilsequenz aus dem Erregergenom (hochsensitiv, jedoch daher auch störanfällig), insbesondere in der Virologie eingesetzt (HIV, HCV)
- Weitere Amplifikationsmethoden sind u.a. **NASBA** („nucleic acid-specific base amplification"), **bDNA** („branched DNA amplification"), **LCR** („ligase chain reaction")
- **In situ-Hybridisierung:** Nachweis des Erregergenoms mittels komplementärer Oligonukleotide in situ (z.B. HBV-Antigene in der Leber, CMV in der bronchoalveolären Lavage)

Indirekte Erregernachweise

Im Patientenserum vorhandene Antikörper (Ak) gegen einen Erreger können nachgewiesen werden durch:

- **Komplementbindungsreaktion (KBR):** Nachweis spezifischer komplement-bindender Ak (gehören überwiegend zur Klasse IgM, zeigen eine akute Infektion an). Häufig unspezifisch positive Reaktionen durch weitere komplement-bindende Substanzen im Patientenserum.
- **Neutralisationstest (NT):** Nachweis spezifischer neutralisierender Ak, die z.B. den zytopathischen Effekt eines Erregers blockieren („neutralisieren"). Test sehr spezifisch, jedoch aufwendig und teuer!
- **(Indirekter) Immunfluoreszenztest (IFT):** Nachweis spezifischer Ak mittels Visualisierung der Ak-Bindung an in einer Festphase vorliegende fluorescein-gebundene Erregerproteine (z.B.: Sabin-Feldman-Test [SFT] bei Toxoplasmose)
- **Lipopolysaccharid-Enzyme-linked Immunosorbent Assay (LPS-ELISA):** Nachweis erreger-spezifischer Lipopolysaccharid-Ak mittels Sandwich-ELISA (Chlamydien!)
- **Immunoblot/Westernblot (IB/WB):** Nachweis von Ak gegen spezifische Erregerproteine auf Gelen nach Elektrophorese des Erregermaterials. Aufwendiger, aber sehr spezifischer Test, der bei bestimmten Infektionen (Borrelien, HIV, HCV) Informationen über Akuität der Infektion/Erkrankung geben kann.
- **Hämagglutinations-Hemmtest (HAH):** im Patientenserum vorhandene Ak hemmen die natürliche Erythrozyten-Hämagglutination.
- **Immunosorbent Antigen Assay (ISAGA):** spezifischer ELISA, der nur bei Toxoplasmose eingesetzt wird.

Praktisches Vorgehen

Infektionskrankheiten gehören heute zu den wesentlichen medizinischen Problemen im klinischen Alltag. Daher gehören Parameter der mikrobiologischen Diagnostik neben den Analysen der klinischen Chemie zu den am häufigsten angeforderten Untersuchungen. Entsprechend stellen sie einen erheblichen Kostenfaktor in der Klinik dar und können bei unkritischer Anwendung nicht zuletzt auch zu einer Gefährdung von Patienten durch falsch oder überflüssig applizierte Antiinfektiva führen.

- Eine gezielte Diagnostik spart Folgeuntersuchungen und Kosten (eine „Schrotschuß"-Diagnostik ist i.d.R. unsinnig)
- Diagnostik *vor* Beginn der Therapie durchführen
- Direkte Erregernachweise sind zu bevorzugen, da nur die Anwesenheit obligater Pathogene indikativ für eine Erkrankung ist. Indirekte (serologische) Nachweise werden häufig erst später positiv und sind nicht immer spezifisch genug (z.B. positive Malaria-Serologie zeigt lediglich Kontakt und immunologische Auseinandersetzung mit Plasmodien an) und können durch unspezifische Boosterung (polyklonale B-Zell-Aktivierung) falsch positiv sein (z.B. Antistreptolysin-Ak).
- Laborergebnisse immer auf Stimmigkeit überprüfen („paßt" der Erreger zum Krankheitsbild oder der Symptomatik?). Evtl. liegt eine Kontamination vor: im Zweifelsfall Befundkontrolle

Allgemeine Hinweise zur direkten Virusdiagnostik

- Ein direkter Virusnachweis ist nach Möglichkeit anzustreben
- Viruskulturverfahren eignen sich in der Regel nicht für die Akutdiagnostik (lange Kulturdauer)
- Für Antigen- oder Genom-Nachweise sind häufig spezielle Transport- oder Nährmedien erforderlich (Rücksprache mit Speziallabor!)

Praktisches Vorgehen

- Folgende Materialien sind – indikationsabhängig – besonders geeignet:

– Rachenspülwasser	Adeno- Entero- Herpes- und Influenzaviren
– Bläschensekret	Entero- und Herpesviren
– Liquor	Arbo-, Entero-, Herpes-, Papova- und Retroviren
– Blut	Arbo-, Hepatitis- und Retroviren
– Urin	Herpes-, Papova-Viren
– Stuhl	Adeno-, Astro-, Calici-, Corona-, Entero-, Hepatitis- und Rota-Viren

Alphabetisches Verzeichnis der Erreger

Adenovirus +++

NM Antikörpernachweis mittels Komplementbindungsreaktion oder Neutralisationstest

RB KBR < 1 : 10
NT negativ

MA 2 ml Serum

DD Positiv 1 Wo. p.i. bei akuter Infektion. Da unspezifische Boosterung (☞ Auswahl des Verfahrens) häufig, ist die diagnostische Wertigkeit des Tests (der teuer ist!) zweifelhaft.

Aspergillus +++

Antikörpernachweis

NM Aspergillus-IFT-Ak, Aspergillus-IHA-Ak

RB Negativ bzw. < 1 : 40

MA 1–2 ml Serum

DD Bestimmung nicht sinnvoll, da unspezifische Boosterung häufig. Positive Tests nicht indikativ für akute Infektion. Auch Titerverläufe geben keine verläßliche Auskunft, da Infektionen fast ausschließlich bei Immunsupprimierten auftreten (hierbei gestörte Ak-Produktion!).

Direktnachweis

NM Aspergillus-ELISA oder -LA

RB Negativ

MA 1–2 ml Serum
Untersuchung – methodenabhängig - auch aus Liquor und BAL möglich.

DD Kein standardisierter Test. Bei Transplantierten und Immunsupprimierten mit einer Leukopenie dient er zur Diagnostik einer invasiven Aspergillose (heute auch PCR möglich)

+++

Candida

Antikörpernachweis

NM Candida-KBR, Candida-IHA

RB Negativ bzw. < 1 : 40

MA 1–2 ml Serum

DD Antikörpernachweis ist nicht sinnvoll, da unspezifische Boosterung häufig. Positive Tests nicht indikativ für akute Infektion.

Direktnachweis

NM: EIA für Candida-Mannan oder Candida-LA

RB Negativ oder – methodenabhängig – bis 1 : 2

MA 1–2 ml Serum

DD Kein standardisierter Test. Wertigkeit umstritten! Kultureller Nachweis aus sterilen Medien ist unbedingt anzustreben.

++

Chlamydien

Antikörpernachweis

NM Komplementbindungsreaktion, indirekter Immunfluoreszenztest, LPS-ELISA

RB KBR < 1 : 10
IFT < 1 : 40
LPS– IgM–ELISA negativ

MA 2 ml Serum

DD Positiv 1 – 2 Wo. p.i. bei systemischen Chlamydien-Infektionen (z.B. Pneumonie). Sensitiver sind speziesspezifische Ak-Nachweise (C. pneumoniae- oder C. psittaci-ELISA). Für Trachom und Lymphogranuloma inguinale Direktnachweise (s.u.) anstreben!

Chlamydien +

Direktnachweis

NM PCR oder direkter Immunfluoreszenztest (DIF)

RB Negativ

MA Zervix- oder Urethralabstrich in Spezialmedium (für PCR) oder auf Objektträger (DIF)

DD Diagnostik der Chlamydien-Zervizitis und -Urethritis im Rahmen der DD der nichtgonorrhoischen Urethritis.

Cytomegalievirus +

Antikörpernachweis

NM Komplementbindungsreaktion, indirekter Immunfluoreszenztest, ELISA

RB KBR < 1 : 10
IFT negativ
IgM–ELISA negativ

MA 2 ml Serum

DD Positiv 1 – 2 Wo. p.i. bei Primärinfektionen. Bei Reaktivierung Nachweis nicht zuverlässig!
Test nur sinnvoll in der DD der akuten Mononukleose.

Direktnachweis

NM CMV pp65-Antigen-Bestimmung mittels direkter Immunfluoreszenz, CMV-DNA-PCR

RB Negativ

MA 1–2 ml Serum (EDTA-Blut) oder Liquor

DD Diagnostik der CMV-Reaktivierung bei Immunsupprimierten (Transplantation, HIV-Infektion).

++

Epstein-Barr-Virus

NM Antikörpernachweis im indirekten Immunfluoreszenztest, ELISA

RB IFT < 1 : 40
IgM-VCA-ELISA < 1 : 20
IgG-VCA-ELISA < 1 : 20
IgG-NA-ELISA < 1 : 20

MA 1–2 ml Serum

DD Positiv 1 Wo. p.i. bei Primärinfektion
Test nur sinnvoll in der DD der akuten Mononukleose.

+++

Enterovirus

NM Antikörpernachweis in Komplementbindungsreaktion, indirektem Immunfluoreszenztest oder Neutralisationtest

RB KBR < 1 : 10
IFT < 1 : 40
NT negativ

MA 2 ml Serum

DD Positiv 1– 2 Wo. p.i. Unspezifische Boosterung regelhaft, Wertigkeit der AK-Nachweise umstritten (teuer!)

+

Haemophilus influenzae Typ B

NM Antigennachweis in der Latexagglutination oder der Gegenstromelektrophorese

RB Negativ

MA 1–2 ml Liquor

DD Differentialdiagnostik der bakteriellen Meningitis.

Hepatitis-A-Virus +

NM Antikörpernachweis

RB IgG: < 10 U/ml, nach Impfung > 100 U/ml
IgM: nicht nachweisbar

MA 2 ml Serum

DD Inkubationszeit 2–8 Wo.
IgG-Antikörper können meist ab der 3.–4. Wo. nach der Infektion nachgewiesen werden und persistieren in der Regel lebenslang (Seronarbe).

IgM-Antikörper sind ab der 2.–3. Wo. nach Infektion nachzuweisen, bleiben ca. 8 Wo. positiv und beweisen eine frische Infektion.

Hepatitis-B-Virus +

NM **Direktnachweis:** Hepatitis-B-surface (HBsAg), Hepatitis-B-envelope-Antigen (HBe-Ag), Hepatitis-B-Virus-DNA-Nachweis (HBV-DNA) i.S.
Antikörpernachweis: Hepatitis-B-core-Antikörper (Anti-Hbc) als IgM- und IgG-Antikörper nachzuweisen, Hepatitis-B-envelope-Antikörper (Anti-Hbe), Hepatitis-B-surface-Antikörper (Anti-HBs)

RB Negativ
Impftiter: Anti-Hbs > 10 U/ml

MA 5 ml Serum

DD Inkubationszeit 1–6 Mon.

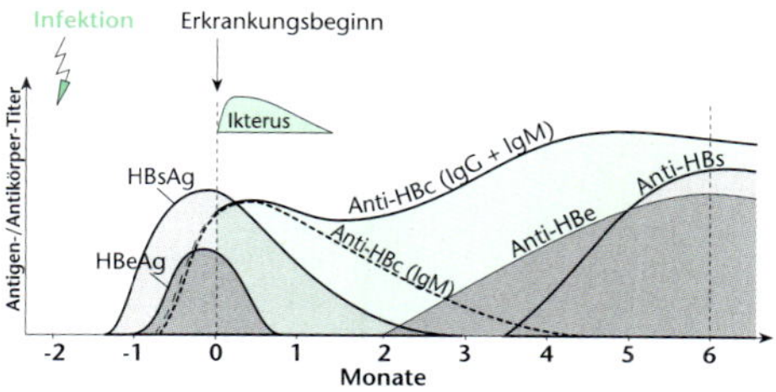

Abb. 5: Verlauf der Hepatitis-B-Serologie

(!) Sinnvolle Diagnostik bei V.a. akute Infektion: HBsAg, HBeAg und Anti-HBc-IgM. Zur Verlaufsbeurteilung Anti-HBs, HBsAg und HBeAg bestimmen. Das Auftreten von Anti-HBs kennzeichnet die Serokonversion.
HBV-DNA ist erforderlich zur Klärung der Kontagiosität eines Patienten, zur Verlaufskontrolle bei chronischer Hepatitis B unter Therapie (quantitative Bestimmung) sowie zur Frage von Escape-Mutanten (Viren mit defektem oder fehlendem HbSAg, teils auch mutiertes HbEAg)!

Hepatitis-B-Virus

Antikörperprofile der Hepatitis B					
Marker				Bewertung	Kontagiosität
HBsAg	HBeAg	Anti-HBc IgM			
+	+	+		Akute Hep. B (Frühphase)	ja
+	+	–		HBsAg-Träger	ja (meist hoch)
+	–	+		Akute Hep. B (späte Phase)	ja
+	–	–		HBsAg-Träger	ja (meist niedrig)
	Anti-HBc		Anti-HBs		
–		+		Akute Hep. B	möglich
–	+	–	–	Z.n. Hep. B ohne Anti-BHs-Bildung	möglich
–	+	–	+	Z.n. Hep. B, Immunität	nein
–	–	–	+	Z.n. erfolgreicher Hep. B-Impfung	nein

Hepatitis-C-Virus

+

NM **Direktnachweis:** Hepatitis-C-Virus-RNA (HCV-RNA) i.S.

Antikörpernachweis: Hepatitis-C-Antikörper (HCV-AK) im Serum

RB Negativ

MA 2 ml Serum

DD Eine Subtypisierung und Quantifizierung sollte bei Therapie der chronischen Hepatitis C durchgeführt werden (prognostischer Marker!).

(!) Subtypisierung und Quantifizierung: Sehr teure Untersuchungen.

Hepatitis-D-Virus

NW **Direktnachweis:** Hepatitis-D-Virus-DNA (HDV-DNA) i.S.

Antikörpernachweis: Hepatitis-D-Antikörper (HDV-IgG-AK), Hepatitis-D-Antikörper (HDV-IgM-AK) im Serum

RB Negativ

MA 2 ml Serum

DD Inkubationszeit 1–6 Mon.

Simultaninfektion (akute Hepatitis-B-Infektion) oder Superinfektion (Hepatitis-B-Antigen positiv)

HDV-DNA: Nachweis einer Virämie von Hepatitis-D-Virus. Sinnvoll bei akuter oder chronischer Hepatitis B-Infektion ober akuten Anstieg der Transaminasen bei chronischen Hepatitis-B-Antigen-Trägern.

Eine Persisitenz von > 12 Wo. oder rezidivierendes Auftreten sprechen für eine chronische Infektion.

HDV-IgM-AK: Nachweis und Verlaufbeobachtung der akuten und chronischen Hepatitis-D-Infektion. Bei Koinfektionen häufig nur passager 1–5 Mon. nach Infektion nachzuweisen.

HDV-IgG-AK: Nachweis, Verlaufsbeobachtung der akuten und chronischen Hepatitis-D-Infektion, Nachweis einer abgelaufenen Infektion. Meist 4–6 Mon. nach Infektion positiv, zur Diagnosestellung der akuten Infektion ist HDV-IgM-AK besser geeignet.

Hepatitis-E-Virus

+++

NM **Antikörpernachweis:** HEV-IgG- und IgM-Antikörper **Direktnachweis:** HEV-RNA im Serum und Stuhl.

RB Negativ

MA 1–2 ml Serum

DD Antikörperverlauf wie bei HAV. HEV endemisch in Südostasien und Mittelamerika, fulminante lebensbedrohliche Verläufe insbesondere bei Schwangeren.HEV-IgG-Ak lebenslang nachweisbar. Direktnachweise sind nur für wissenschaftliche Fragestellungen angezeigt.

Hepatitis-G-Virus

+++

NM **Antikörpernachweis:** HGV-E2-IgG- und IgM **Direktnachweis:** HGV-RNA.

RB Negativ

MA 1–2 ml Serum

DD Bedeutung als Hepatitis-Erreger noch unklar. Bestimmung nur sinnvoll bei unklarer Non A-E-Hepatitis. Antikörper treten ca. 4 – 8 Wo. nach akuter Infektion auf. Der direkte HGV-Nachweis kann Ausdruck der akuten Infektion oder einer chronischen Virämie sein.

\+

HIV-1

NM Antikörpernachweise: HIV-1/-2-ELISA, HIV-1-Ak-IFT, HIV-1-Ak-Immunoblot
Direktnachweise: HIV-1-p24-Antigen, HIV-1 viral load (Methoden: PCR, bDNA, NASBA)

RB Negativ

MA 1–2 ml Serum (manche Labors bevorzugen EDTA-Plasma für die Virämie-Diagnostik)

DD ELISA als Suchtest mit Serokonversion 2 – 8 Wo. p.i. Bestätigung mit Immunoblot oder Direktnachweis (viral load).

Therapiekontrolle mittels quantitativem Direktnachweis (viral load)

+++

HIV-2

NM Antikörpernachweis: HIV-1/-2-ELISA, HIV-2-Ak-IFT, HIV-2-Ak-Immunoblot
Direktnachweis (experimentell): HIV-2 viral load (quantitative PCR, bDNA), Viruskultur

RB Negativ

MA 1–2 ml Serum

DD ELISA als Suchtest mit Serokonversion ? – 12 Wo. p.i. Bestätigung mit Immunoblot oder - besser - Direktnachweis (vor allem PCR und Kultur).

Influenzavirus A/B +

NM Antikörpernachweis mittels Komplementbindungsreaktion oder indirektem Immunfluoreszenztest

RB KBR < 1 : 10
IFT < 1 : 20

MA 2 ml Serum

DD Positiv 1 Wo. p.i.

Kryptokokken +

NM Direktnachweis: monopolyklonaler EIA oder Latexagglutination

RB Negativ

MA 1–2 ml Serum oder Liquor

DD Diagnostik der disseminierten Kryptokokkose bei Immunsupprimierten (insbesondere bei HIV-Infizierten).

Legionellen

Antikörpernachweis

NM Legionella pneumophila spezifischer Immunfluoreszenztest (IFT) und ELISA

RB IFT < 1 : 64
ELISA negativ

MA 1–2 ml Serum

DD Spezifische Tests mit Serokonversion 2 – 4 Wo. p.i.

Direktnachweis

NM Direkte Immunfluoreszenz oder Kultur oder Antigen-Nachweis (ELISA) für L. pneumophila Serotyp I im Urin

RB Negativ

MA 2–5 ml Sputum, Trachealsekret oder BAL
10 ml Urin

DD Diagnostik der Legionärskrankheit
Urinantigennachweis nur für L. pneumophila Serogruppe 1 möglich, jedoch hochsensitiv (ca. 90% aller Legionellosen sind durch L. pneumophila Serogruppe 1 verursacht!)

Bei Urinantigentest ist eine Kreuzreaktion mit Kapselpolysacchariden grampositiver Kokken möglich.

Untersuchungsbefunde in der Luesserologie

Test	TPHA[1]	FTA-Abs.[1]	VDRL[2]	Bewertung
Aussage	Suchtest	Bestätigung	Aktivität / Behandlungsbedürftigkeit	
Resultat	–	–	–	Keine Lues < 3 Wo., bei klin. V.a. Primäraffekt DD: Herpes simplex, Ulcus molle → kurzfristige Kontrolle
	–	+	+	Prim. Lues, „IgG-Serumnarbe" oder unspez. Befund → kurzfristige Kontrolle, bei Konstanz Serumnarbe oder unspez. Befund nicht sicher zu unterscheiden
	+	–	–	
	+	+	–	Bei fehlender Klinik/ Anamnese → kurzfristige Kontrolle, ansonsten DD: Serumnarbe oder Primärstadium, Abklärung → IgM-Ak-Assay[3]
	+	+	+	Behandlungsbedürftige Lues (alle Stadien) oder Serumnarbe, bei fehlender Klinik/ Anamnese → IgM-Assay[3]

1 TPHA- und FTA-Absorptionstest werden ca. 3 Wo. p.i. pos. (falsch pos. Befunde bei Borrelieninfektion)

2 VDRL-Test: ca. 6 Wo. p.i. pos., häufig falsch pos. (z.B. bei Mononukleose, Tbc, Lepra, Malaria, Kollagenosen, RA, Lebererkr., Ca, Gravidität und Schutzimpfungen).

3 IgM-Ak-Assay: Nachweis treponemenspez. IgM-Ak mit Titer. Aussage:
- Titer < 1:5 negativ → keine Behandlungsindikation;
- Titer 1:5–1:10 → grenzwertig, bei Frühinfektion Behandlung, bei Vorbehandlung innerhalb der letzten 12 Mon., Kontrolle nach 3 Mon.;
- Titer 1:20–1:160 Infektion/Zweitinfektion: Behandlung. Bei Vorbehandlung innerhalb der letzten 3 Mon., Kontrolle nach 3 Mon.;
- Titer > 1:320 → behandlungsbedürftige Lues. Bei V.a. Neurolues zeitgleich Entnahme von Serum und Liquor, um TPHA-Quotient Blut/Liquor zu ermitteln.

+

Meningokokken

NM Antigen-Nachweis mittels Latexagglutination oder Gegenstromelektrophorese

RB Negativ

MA 1–2 ml Liquor

DD Differentialdiagnostik der bakteriellen Meningitis.

+

Mykobakterien

NM Direktnachweis: Goldstandard ist die Flüssigkeitskultur (radiometrische oder fluorometrische Verfahren) oder PCR aus vorzugsweise sterilen Medien (Liquor, Pleura-/Peritonealflüssigkeit, Gewebe) oder wenig kontaminierten Medien (BAL)

RB Negativ

MA 1–2 ml Liquor, Punktionsflüssigkeit, steril entnommenes Gewebe oder BAL

DD Diagnostik der Tuberkulose

(!) Ein positiver Genomnachweis in Respirationstraktmedien reflektiert nicht immer eine floride (aperte) Tuberkulose! Die Probe kann auch im Labor oder bei Entnahme auf einer Station mit hoher Tuberkuloseprävalenz kontaminiert worden sein.

Mykoplasmen +

Antikörpernachweis

NM Mykoplasma-KBR, Mykoplasma pneumoniae-EIA

RB KBR < 1 : 10
EIA negativ

MA 2 ml Serum

DD Positiv 1 – 2 Wo. p.i. bei systemischen Mykoplasma-Infektionen (z.B. Pneumonie). Nachweise sind jedoch wenig spezifisch.
Für M. pneumoniae sind aus respiratorischen Sekreten Direktnachweise verfügbar!

Direktnachweis

NM PCR oder Antigen-EIA (☞ S. 153)

RB Negativ

MA 2–5 ml Trachealsekret oder BAL

DD Diagnostik der Mykoplasmen-Pneumonie

(!) Cave: Kontamination durch kommensale Mykoplasmen (PCR).

Pneumokokken +

NM Antigen-Nachweis im Liquor mittels Latexagglutination oder Gegenstromelektrophorese

RB Negativ

MA 1–2 ml Liquor

DD Differentialdiagnostik der bakteriellen Meningitis.

+

Rötelnvirus

NM Antikörpernachweis über den Hämagglutinations-Hemmtest

RB HAH < 1:8 = negativ
HAH 1:8–1:16 Grenzbereich

HAH > 1:16 anamnestischer Titer (Immunität anzunehmen)

MA 1 ml Serum

DD Obligate Untersuchung in der Schwangerenvorsorge, nur Titer ≥ 1:32 verspricht maternale Immunität.

(!) Krankheitsdiagnose erfolgt klinisch.

+

Staphylokokken

NM Direktnachweis in Kultur oder Antikörpernachweis (Antistaphylolysin, selten indiziert)

RB Antistaphylolysin: < 2 IU/ml

MA 2 ml Serum (für Antistaphylosinbestimmung), Blutkultur oder Abstrich für den Direktnachweis

DD Nachweis der Ak ohne klinische Bedeutung und heute verzichtbar (Ausnahme, s.u.), Direktnachweis ist die Methode der Wahl
Ausnahme: S.aureus-spezifische IgE-Ak sind beweisend für Hyper-IgE-, Job- und Hiob-Syndrom.

Antikörpernachweis

Antistreptolysin-Reaktion

RB < 1 : 80

MA 2 ml Serum

DD Heute verzichtbar, Nachweis der Ak ohne klinische Bedeutung (Anstieg 3 – 4 Wo. p.i., unspezifische Boosterung häufig!)

Anti-DNAase B-Ak

RB < 200 IU/ml

MA 2 ml Serum

DD Einziger Wert der Bestimmung liegt heutzutage in der Diagnostik etwaiger Post-Streptokokken-Krankheiten (Glomerulonephritis), jedoch unspezifische Boosterung häufig!

Anti-Hyaluronidase-Ak

RB < 300 IU/ml

MA 2 ml Serum

DD Heute verzichtbar, Nachweis der Ak ohne klinische Bedeutung (Anstieg 3 – 4 Wo. p.i., unspezifische Boosterung häufig!)

Direktnachweis

NM Mikroskop, Kultur

RB Negativ

MA Abtrich, Blutkultur

++

Toxoplasma gondii

NM Antikörpernachweis mittels Komplementbindungsreaktion, Sabin-Feldman-Test, Immunosorbent Antigen Assay (ISAGA) und ELISA

RB KBR < 1 : 5
SFT < 1 : 20
ISAGA < 1 : 20
IgM–ELISA negativ
IgG-ELISA < 1 : 20

MA 2 ml Serum

DD IgM-Antikörper sind bei akuter Toxoplasmose hochspezifisch. Eine Reaktivierung ist häufig schwierig zu diagnostizieren, da unspezifische Boosterung regelhaft (Seroprävalenz in Deutschland > 70%).

4

Funktionsteste

ACTH-Kurztest

IN Überprüfung der Nebennierenrindenfunktion bei V.a. Nebennierenrindeninsuffizienz, ☞ Langtest ist spezifischer

MA Je 1 ml Serum für ☞ Kortisolbestimmung

DF 250 µg ≙ 25 IE ACTH (Synacthen®) i.v.,
Blutentnahmen vor, 0,5 h und 1 h nach Injektion.

(!) Bei klinischem Verdacht auf eine Nebenniereninsuffizienz sollte vor Beginn eine Gabe von 2 mg Dexamethason oder 0,1 mg Fluorokortisol erfolgen, da sonst eine akute Addisonkrise ausgelöst werden könnte.
Selten allergische Reaktionen.

BU Normal: Anstieg des Kortisolspiegels auf > 20 µg/dl bzw. doppelten Basalwert.
↑↑: Patienten mit Cushing-Syndrom.

Kein Anstieg bei Patienten mit Nebenniereninsuffizienz, länger bestehender Hypophyseninsuffizienz und Steroidtherapie (z.B. Asthma bronchiale, Immunsuppression), Nebennierenkarzinom

ACTH-Langzeittest

IN Überprüfung der Nebennierenrindenfunktion bei V.a. Nebennierenrindeninsuffizienz, spezifischer als ☞ Kurztest

MA Je 1ml Serum für ☞ Kortisolbestimmung

DF 50 IE ACTH (Synacthen®) i.v. über 24 h, Blutentnahmen vor, 4 h, 6 h, 8 h (ggf. 12 h und 24 h) nach Injektion.
Bei klinischem Verdacht auf eine Nebenniereninsuffizienz sollte vor Beginn eine Gabe von 2 mg Dexamethason oder 0,1 mg Fluorokortisol erfolgen, da sonst eine akute Addisonkrise ausgelöst werden könnte.
Selten allergische Reaktionen.

BU Normal: Anstieg des Kortisolspiegels auf > 20 µg/dl bzw. doppelten Basalwert gilt als sicherer Ausschluß einer Nebenniereninsuffizienz.
↑↑ bei Patienten mit Cushing-Syndrom.
Kein Anstieg bei Patienten mit Nebenniereninsuffizienz, länger bestehender Hypophyseninsuffizienz (hier Test erst nach längerer Stimulation positiv) und Steroidtherapie (z.B. Asthma bronchiale, Immunsuppression), Nebennierenkarzinom.
Bei Nebennierentumoren häufig hoher Ausgangswert, der im Verlauf nicht oder nur gering ansteigt.

Clomifen-Test

IN Clomifen stimuliert die hypophysäre Gonadotropinsekretion.
Bei Frauen Überprüfung der hypothalamisch-hypophysären Funktion, Subklassifizierung der Amenorrhoen bei positivem ☞ Gestagen-Test.
Bei Männern sehr selten zur DD des Hypogonadismus verwendet.

MA Je 2 ml Serum für ☞ LH und ☞ Östradiol

DF Bei Frauen: Abnahme eines Basalwerts am 5. Zyklustag, danach 100 mg Clomifen, z.B. 2 x 1 Tbl. Dyneric®, vom 5.–9. Zyklustag. Bestimmung von LH und Östradiol am 10. Zyklustag.

BU Normal: Anstieg von LH und Östradiol > 2fach.
LH ↑ und Östradiol konstant bedeutet Nichtansprechen der Ovarien.
Mangelhafter LH-Anstieg weist auf Störung im Bereich Hypophyse/Hypothalamus hin.

CRF-Test

Corticotropin-Releasing-Faktor/ Corticotropin-Releasing-Hormon-Test

Synonym: CRH-Test

IN Cushing-Syndrom, Differenzierung zwischen primärer (peripherer) und sekundärer (zentraler) Genese

MA Je 1 ml EDTA-Blut gefroren zur Bestimmung von ☞ Kortisol und ☞ ACTH, Patient zuvor mindestens 1–2 h ruhen lassen

DF Nach Abnahme eines Basalwertes intravenöse Gabe von 100 µg CRH (human), Abnahme nach 15, 30, 45, 60 und 90 Min.

(!) Gelegentlich Flush-Symptomatik

BU **Normal:** ACTH-Anstieg um > 50 % des Basalwerts, Kortisol > 7,5 µg/dl

Kortisol und ACTH konstant: Beweisend für hypophysären ACTH-Mangel.

Exzessiver Anstieg von Kortisol und ACTH: hypothalamisch-hypophysäres Cushing-Syndrom. (Bei lang bestehender hypothalamischer Ursache kann der ACTH-Anstieg ausbleiben.)

Kortisol normal und ACTH-Anstieg: bei Nebennierentumor

Desferoxamin-Test

Synonyma: Desferrioxamin-Test, Desferal-Test

IN Diagnostik der primären Hämochromatose und Hämosiderose

MA 20 ml 6 h-Sammelurin zur Bestimmung von ☞ Eisen

DF Entleeren der Blase, Gabe von 500 mg Deferoxamin (Desferal®) i.m. (Kinder: 2malige i.m.-Gabe von 10 mg/kgKG im Abstand von 12 h), Urin über 6 h sammeln.

BU Normal: Ausscheidung von < 1 mg Eisen/6 h
Pathologisch: Ausscheidung von > 3 mg Eisen/6 h, ab 10 mg Eisen/6 h gilt eine primäre Hämochromatose als gesichert.

DD Z.n. multiplen Transfusionen, chronische Anämie und Porphyria cutanea tarda.
Schwere Formen der Leberzirrhose sind nicht immer sicher abzugrenzen, deshalb Interpretation immer im Zusammenhang mit übrigen Befunden.

(!) Molekularbiologische Diagnostik der Hämachromatose ist heute Standardmethode: Nachweis der Punktmutationen (282Y bei 90 % und H63D bei ca. 45 % der Erkrankten im HFE-Gen.)

Desmopressin-Test

Synonyma: DDAVP-Test, Minirin®-Test

IN Massive Polyurie (> 5 l/24 h), bei Polydipsie zur DD Diabetes insipidus renalis, zentralis oder psychogener Polydipsie.

MA Je 5 ml Urin zur Bestimmung der ☞ Urinosmolalität

DF Entleeren der Blase, Gabe von 0,05–0,2 ml Desmopressinacetat nasal, alternativ 4 µg i.v., Urin alle 15 Min. sammeln und je nach Ausscheidungsvolumen mit Tee (ohne Zucker) oder Wasser ersetzen

BU Ein Anstieg der Osmolalität (> 780 mosmol/kg) spricht für Diabetes insipidus zentralis, konstante Werte für Diabetes insipidus renalis.

Bei exzessiver (psychogener) Polydipsie manchmal erst Anstieg der Urinosmolalität nach mehrtägiger Gabe von Desmopressinacetat und Reduktion der oralen Flüssigkeitszufuhr (hierbei jeweils 0,1 ml Desmopressinacetat an mindestens 3 Tagen morgens geben und ☞ 24-h-Urin sammeln. Zusätzlich besteht hier meist eine verminderte Serumosmolalität (< 280 osmol/kg).

Dexamethason-Kurztest

Synonym: night-suppression test, Dexamethason-Hemmtest (Niedrigdosis)

IN V.a. Cushing-Syndrom (bester Suchtest), Überprüfung der Funktion des Feedbackmechanismus Nebennierenrinde/Hypophyse.

MA Jeweils 2 ml Serum zur Bestimmung des ☞ Kortisol

DF Blutentnahme zur Basalwertbestimmung des Kortisols um 8:00 Uhr, am Abend des gleichen Tages zwischen 22:00–24:00 Uhr 2 mg Dexmethason oral, erneute Blutentnahme am nächsten Morgen um 8:00 Uhr.

BU Abfall des Kortisol auf < 3 µg/dl schließt Cushing-Syndrom aus.

Bei fehlender Suppression ist ein Cushing-Syndrom in keinem Fall bewiesen!

Suppression bei sekundärem Cushing-Syndrom meist möglich, bei primärem nicht.

Bei nicht eindeutigem Ergebnis ☞ Dexamethason-Langtest

Dexamethason-Langtest

Synonym: Dexamethason-Hemmtest (Hochdosis)

IN V.a. Cushing-Syndrom bei negativem ☞ Dexamethason-Test
Überprüfung der Funktion des Feedbackmechanismus Nebennierenrinde/Hypophyse.

MA 2 ml Serum zur Bestimmung des ☞ Kortisol

DF Initial Basalwert bestimmen, danach an 2 Tagen 4 × 0,5 mg Dexamethason p.o. Im Anschluß für 2 Tage 4 × 2 mg Dexamethason p.o. Blutentnahme tgl. um 8:00 Uhr.

BU Abfall des Kortisol auf < 3 µg/dl schließt Cushing-Syndrom aus.
Bei fehlender Suppression ist ein Cushing-Syndrom in keinem Fall bewiesen!

Suppression bei sekundärem Cushing-Syndrom meist möglich, bei primärem nicht.

Dexamethason-Test

Synonym: Dexamethason-Zwei-Wochentest

IN Sterilität, V.a. androgenproduzierenden Tumor, DD: ovarielle oder adrenale Hyperandrogenämie

MA Jeweils 2 ml Serum zur Bestimmung des freien ☞ Testosterons, Dihydroepiandrosteronsulfat (DHEAS), ☞ Kortisol und fakultativ von 5α-Dihydrotestosteron (DHT), Androstendion, 17α-OH-Progesteron und ☞ Progesteron

DF Blutentnahme zur Basalwertbestimmung um 8:00 Uhr, über 14 Tage Gabe von 4 × 0,5 mg Dexamethason (z.B. Fortecortin®), am 15. Tag um 8:00 Uhr Bestimmung der Endwerte.

BU Normalerweise Suppression der ACTH-Ausschüttung und Abfall des Kortisols auf < 30 ng/ml und der Androgenproduktion (Testosteron < 50 % des Ausgangswertes, DHEAS < 400 ng/ml).

Keine Suppression bei Androgen-produzierendem Tumor der Nebenniere oder ektoper ACTH-Bildung.

Erhöhtes DHEAS spricht eher für adrenalen, erhöhtes Testosteron eher für ovariellen Ursprung.

Durstversuch

IN Polyurie (> 5 l/24 h), Polydipsie zur DD Diabetes insipidus renalis, centralis oder psychogener Polydipsie

MA Urin: Urinvolumen, ☞ Osmolalität (RB 850–1 340 mosmol/kg/l)
Serum ☞ Osmolalität (RB 280–310 mosol/kg/l)

DF Ausgangswerte vor Beginn bestimmen, über mindestens 6, besser 24 h (nach Entleeren der Blase) alle 2 h Urin- und Serumosmolalität bestimmen. Urinvolumen und Körpergewicht messen.

(!) Abbruch bei Gewichtverlust von 5 % des Körperausgangsgewichtes oder deutlicher Exsikkose, Serumosmolalität > 295 mosmol/kg oder Urinosmolalität > 600 mosmol/kg.

BU Psychogene Polydipsie: Normales Konzentrationsvermögen, Gewichtreduktion ohne Anstieg der Plasmaosmolalität.
Diabetes insipidus renalis, Diabetes insipidus centralis: Vermindertes Konzentrationsvermögen (Urinosmolalität bis 200 mosmol/kg/l), normale bis leicht erhöhte Serumosmolalität.

Findet keine Konzentration der Urinosmolalität statt, kann durch die Gabe von *Desmopressin (Minirin®)* am Ende der Untersuchung zwischen renalem und zentralem Diabetes insipidus unterschieden werden.

↑ Urinosmolalität spricht für zentralen Diabetes insipidus
Konstante Urinosmolalität spricht für renalen Diabetes insipidus.

Gestagen-Test

IN Primäre oder sekundäre Amenorrhoe

MA Kein Material erforderlich

DF Gabe von z.B. Prothil® 10 mg/Tag oder Gestanon® für 10 Tage p.o. Alternativ Proluton Depot® 1 × 500 mg i.m.

BU Auslösung einer Entzugsblutung (innerhalb einer Woche nach Absetzen der Gestagene) nach vorheriger sekretorischer Umwandlung. Hierdurch ist der Nachweis eines bereits vorher unter endogenem Östrogeneinfluß proliferierten Endometriums möglich.

Positiv

Auch eine geringe Blutung gilt als positiv, d.h. es besteht eine ausreichende basale Östrogenproduktion mit normaler Endometriumproliferation. Es handelt sich um eine hypothalamisch-hypophysäre Insuffizienz der Ovarien ☞ LH-RH-Test.

Negativ

Keine Blutung, z.B. insuffizienter Endometriumaufbau infolge Östrogenmangels (Ovarialinsuffizienz), Verlust des Endometriums (z.B. nach mehreren Kürettagen, Ashermann-Fritsch-Syndrom) oder Uterusfehlbildung. Weitere Abklärung durch ☞ Östrogen/Gestagentest.

Glukagon-Test

IN Frage der Restinsulinsekretion bei neu aufgetretenem Diabetes mellitus Typ 1, V.a. Insulinom, V.a. Phäochromozytom

MA 4 × 2 ml EDTA-Plasma sofort zentrifugieren und abfrieren (☞ Katecholamine),
4 × 2 ml Serum bei ☞ Insulinbestimmung.
Entnahme am liegenden nüchternen Patienten, zuvor mindestens 30 Min. Ruhe.
> 12 h zuvor kein Alkohol, Tee, Kaffee oder Nikotin,
> 24 h zuvor möglichst Medikamente, die die Katecholaminausschüttung beeinflussen, absetzen.
Bei Blutdruckwerten von > 170 mmHg systolisch und > 110 mmHg diastolisch relative Kontraindikation wegen der Gefahr einer hypertensiven Krise.
α-Blocker, z.B. Phentolamin (Regitin®), bereithalten.

DF V.a. Phäochromozytom: Bestimmung des Ausgangswertes der Katecholamine und des Blutdrucks.
Bei Frage nach Restinsulinsekretion bei neu aufgetretenem Diabetes mellitus Typ 1, V.a. Insulinom: Ausgangswert des Insulins bestimmen.
Danach in beiden Fällen 1 mg Glukagon i.v. über liegende Braunüle.
5, 10 und 15 Min. nach der Glukagon-Gabe erneute Bestimmung der Ausgangsparameter.
In seltenen Fällen Übelkeit und Erbrechen. Besonders bei höheren Dosierungen (> 1 mg) und zu rascher Injektion sind Überempfindlichkeitsreaktionen möglich.

BU Bei Anstieg der Katecholamine auf > 3fachen Ausgangswert und einem Blutdruckanstieg um > 20 mmHg besteht V.a. ein Phäochromozytom, weitere Diagnostik erforderlich ☞ Katecholamine im Serum und Urin.
Bei Anstieg der Werte auf > 135 µU/ml besteht V.a. ein Insulinom, aber nur bei 50 % der Patienten mit Insulinom ist dieser Test positiv.

Glukosetoleranz-Test

Synonym: oGTT

IN V.a. gestörte Glukosetoleranz, grenzwertige Blutzuckerwerte, V.a. renalen Diabetes

MA Venöses oder Kapillarblut zur Blutzuckerbestimmung ☞ Glukose i.S.

DF Patient zuvor 3 Tage lang normal (> 150 g Kohlenhydrate/Tag) ernähren, normale körperliche Tätigkeit, 3 Tage Abstand zur letzten Menstruation einhalten und, falls möglich, absetzen: Diuretika, Steroide, orale Kontrazeptiva, nichtsteroidale Antiphlogistika und Schilddrüsenhormone.

Patient am Untersuchungstag > 12 h nüchtern lassen, während der Untersuchung nicht essen, trinken und rauchen lassen! Blutzuckerbestimmung nüchtern, danach 75 g Glukose in Wasser gelöst innerhalb von 5 Min. trinken lassen. Blutzuckerbestimmung nach 2 h.

Am Testende Urinsticksuntersuchung auf Glukosurie.

Bewertungs-Kriterien oGTT (European Diabetes Policy Group)				
	Plasma-Glukose		Vollblut-Glukose	
	venös	kapillär	venös	kapillär
Diabetes mellitus				
nüchtern	> 125 mg/dl	> 125 mg/dl	≥ 110 mg/dl	≥ 110 mg/dl
	7 mmol/l	7 mmol/l	6 mmol/l	6 mmol/l
2 h-Wert oGTT	≥ 200 mg/dl	≥ 220 mg/dl	≥ 180 mg/dl	≥ 200 mg/dl
	11 mmol/l	12 mmol/l	10 mmol/l	11 mmol/l
Pathologische Glukose-Toleranz (IGT)				
nüchtern	110–125 mg/dl	110–125 mg/dl	100–109 mg/dl	100–109 mg/dl
	6–7 mmol/l	6–7 mmol/l	5,5–6 mmol/l	5,5–6 mmol/l
2 h-Wert oGTT	140–199 mg/dl	160–219 mg/dl	120–179 mg/dl	140–199 mg/dl
	7,8–11 mmol/l	8,9–12 mmol/l	6,7–10 mmol/l	7,8–11 mmol/l
Pathologische Nüchtern-Glykämie (IFG)				
nüchtern	110–125 mg/dl	110–125 mg/dl	100–109 mg/dl	100–109 mg/dl
	6–7 mmol/l	6–7 mmol/l	5,5–6 mmol/l	5,5–6 mmol/l
2 h-Wert oGTT	< 140 mg/dl	< 160 mg/dl	< 120 mg/dl	< 140 mg/dl
	7,8 mmol/l	8,9 mmol/l	6,7 mmol/l	7,8 mmol/l

Bei einer Glukosebelastung mit 75 g nach WHO-Empfehlung niedrigere Grenzwerte: nüchtern < 100 mg/dl, nach 1 h 160 mg/dl, nach 2 h 140 mg/dl.

V.a. Gestationsdiabetes

- **Risikofaktoren:** > 30 J., Adipositas, Glukosurie bis 24. SSW, auffällige Schwangerschaftsanamese (Makrosomie), familiäre Belastung, Hypertonie, Proteinurie
- **Screening** bei jeder Schwangeren in der 24.–28. SSW durchführbar: 50 g oGTT, BZ-Kontrolle 1 h nach Einnahme; falls BZ > 140 mg/dl → oGTT mit 75 g
- **Normalwerte:** nüchtern < 90 mg/dl, 1 h < 190 mg/dl, 2 h < 160 mg/dl. Falls 1 Wert pathologisch, Kontrolle in spätestens 4 Wo., bei 2 pathologischen Werten oder mehrfach erhöhtem Nüchtern-BZ über 100 mg/dl liegt ein Gestationsdiabetes vor.

Hungerversuch

IN V.a. Insulinom

MA Je 2 ml EDTA-Blut zur Bestimmung von ☞ Blutzucker und ☞ Insulin oder ☞ C-Peptid

DF Vor Beginn Ausgangswerte bestimmen, danach Patient unter Zufuhr von elektrolythaltiger und energiefreier Flüssigkeit bis zu 72 h hungern lassen. Alle 6 h Blutzucker und C-Peptid bestimmen, zusätzliche Bestimmungen bei Zeichen der Hypoglykämie (z.B. Schweißausbruch, Schwindel, Zittern). Patienten zur Bewegung anhalten.

BU In der Regel fällt der Serumblutzucker beim Fasten nicht auf Werte unter 40 mg/dl, das Insulin bleibt konstant oder fällt leicht ab.

Beim Insulinom kommt es häufig innerhalb < 24 h, gelegentlich aber auch erst nach > 50 h, zu einem Abfall des Serumblutzuckers auf < 40 mg/dl, das Insulin bzw. das C-Peptid sind erhöht und bleiben konstant hoch. Dieser Effekt kann durch körperliche Belastung verstärkt werden (Vorsicht, Synkopen möglich).

Ein Insulinom ist ausgeschlossen bei C-Peptid-Werten < 6 ng/ml

Kortisol-Tagesprofil

IN V.a. Cushing-Syndrom oder Hyperkortisolismus, Überprüfung des Regelkreises Hypothalamus-Hypophyse-Nebennierenrinde

MA Je 2 ml Serum auf ☞ Kortisol

DF Abnahme von Kortisol um 8:00 Uhr und 20:00 Uhr, optional zusätzlich um 12:00 und 16:00 Uhr.

BU Normalbefund: Kortisol im Profil morgens < 24 µg/dl, abends bis 5 µg/dl.
Bei Störungen des Feedbackmechanismus ist der zirkadiane Rhythmus aufgehoben, ebenso aber auch bei Streß, z.B. psychischen Ausnahmesituationen, Psychosen, schweren Erkrankungen.
Bei V.a. Hypokortisolismus besser ACTH-Kurztest!

Laktose-Belastungstest

Synonym: Laktosetoleranztest

IN V.a. auf primäre Laktoseintoleranz, V.a. sekundäre Laktoseintoleranz, z.B. bei chronisch-entzündlichen Darmerkrankungen, HIV-Infektion, Laktosemalabsorption. Meßparameter ist die Serumglukose. Einfacher und spezifischer: H_2-Atemtest bei gleicher Indikation

MA Je 10 ml Heparinblut für ☞ Glukosebestimmung

DF Patient > 12 h nüchtern lassen. Blutentnahme vor Beginn. Danach 50 g Laktose gelöst in 400 ml Wasser zügig trinken lassen (bei Kindern ab 2 J. 2 g/kgKG als Lösung, < 2 J. 4 g/kgKG). Glukosekonzentration im Serum nach 30, 60, 90 und 120 Min. bestimmen.
Anschlußtest am nächsten Tag: Patient > 12 h nüchtern lassen, Blutentnahme kapillär und venös vor Beginn, danach 25 g D-Glukose und 25 g D-Galaktose gelöst in 400 ml Wasser zügig trinken lassen. Glukosekonzentration im Serum nach 30, 60, 90 und 120 Min. bestimmen.

BU **Normal:** BZ-Anstieg um > 20 mg/dl (1,11 mmol/l) im venösen Blut und um > 25 mg/dl (1,39 mmol/l) im Kapillarblut.

Für einen **positiven Test** (Laktoseintoleranz) sprechen klinisch abdominelle Schmerzen, Krämpfe, Diarrhoen und teilweise präsynkopale Zustände meist ca. 1 h nach Testbeginn, aber auch mit langer Latenz bis zu 6 h.

Liegt ein **Laktasemangel** vor, ist das Verhältnis von Glukoseanstieg nach Laktosegabe zu Glukoseanstieg nach Glukose- und Galaktosegabe < 0,4.

Bei Patienten mit **Diabetes mellitus** bzw. pathologischer Glukosetoleranz treten falsch-negative Ergebnisse auf, da Laktose durch die Laktase in Glukose und Galaktose gespalten wird. Bei Patienten mit z.B. Z.n. resizierenden Magen-OPs oder gestörter intestinaler Motilität können falsch-positive Befunde erhoben werden.

LH-RH-Test

IN Überprüfung der Stimulierbarkeit des Hypophysenvorderlappens durch Gabe von LH-RH bei V.a. hypothalamisch-hypophysäre Ovarialinsuffizienz

MA Je 2 ml Serum zur Bestimmung von ☞ LH und ☞ FSH

DF Therapie mit Sexualhormonen (vor allem Danazol, Clomifen, Cyproteronacetat, Gestagene) 4 Wo. vorher absetzen.
Unmittelbar vor Testbeginn Bestimmung von LH und FSH. Dann 0,1 mg LHRH (z.B. Relefact®) langsam i.v., Bestimmung von LH und FSH 20, 40 und 60 Min. nach LHRH-Gabe.

BU Normal: Anstieg von LH und FSH nach 20–40 Min. auf das > 4fache.
Bei normaler Reaktion: Sekretion von LH > FSH (Geschlechtsreife), in der Präpubertät LH = FSH.
Fehlende Sekretion von LH und FSH bei schwerer hypothalamisch-hypophysärer Amenorrhoe, Z.n. Läsion des Hypothalamus oder Hypophysenstiels.

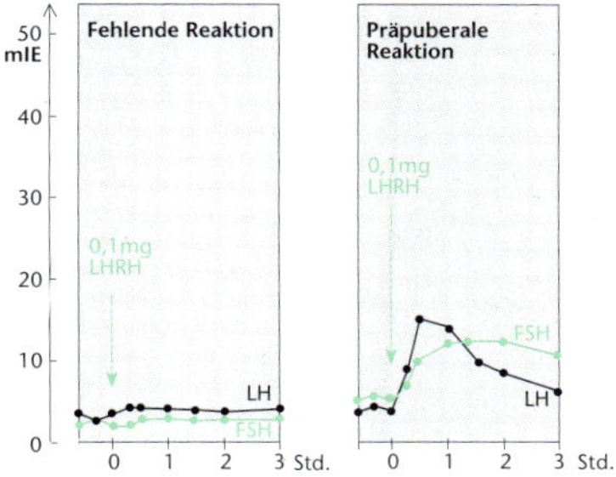

Abb. 6: LH-RH-Test

Metoclopramid-Test

IN Ausschluß bzw. Nachweis einer latenten Hyperprolaktinämie bei z.B. Hypophysentumor, Prolaktinom, primärer und sekundärer Amenorrhoe ☞ Prolaktin

MA Je 2 ml Serum zur Prolaktinbestimmung

DF Möglichst in der 2. Zyklusphase durchführen, meistens 20.–22. Zyklustag. Zuvor nicht auf der Brust liegen, keine Manipulationen der Brust (kann Werte verfälschen).
Patientin nüchtern lassen, 4 h nach dem Aufstehen Bestimmung des Basalwertes, danach 10 mg Metoclopramid, z.B. Paspertin® i.v.. Nach 25 Min. 2. Blutentnahme.

BU Normal: Basalwert 2–20 ng/ml, nach Stimulation mindestens 4–5facher Anstieg. Anstiege von > 12fach sprechen für ein Prolaktinom.
Bereits erhöhte Ausgangswerte, z.B. bei Prolaktinom, steigen häufig nur gering an.

Bei funktioneller Hyperprolaktinämie meist normaler bis leicht erhöhter Ausgangswert, aber überschießender Anstieg nach Stimulation.

NBT-PABA-Test

N-Benzoyl-Tyrosyl-Paraaminobenzoesäure-Test

IN V.a. exokrine Pankreasinsuffizienz

MA 10 ml 6 h-Sammelurin auf Paraaminobenzoesäure (PABA), Gesamturinmenge bestimmen

DF Optimal: 48 h zuvor keine Einnahme von Medikamenten (soweit klinisch vertretbar), keine Nahrungsmittel mit Benzoesäure (Konservierungsmittel) essen, vorher 12 h nüchtern lassen und Blase vor Beginn leeren lassen.
Standardisiertes Frühstück mit 200 ml Tee (ohne Zucker), 1 Scheibe Brot mit Butter und Marmelade, dazu 3 Tbl. Bentiromid® (Kinder < 30 kg 1 Tablette, 30–45 kg 2 Tbl.). Danach 500 ml Tee trinken und nach 5 h erneut eine Scheibe Brot mit Butter und Marmelade essen. Sammelurin (Menge angeben) über 6 h nach Tabletteneinnahme.

BU Normalerweise werden mindestens 50 % der zugeführten PABA aufgenommen, Werte < 40 % gelten als positiv im Sinne einer Pankreasinsuffizienz.
Der Test kann bei intestinaler Malabsorption, z.B. Sprue, chronisch- oder akut-entzündlichen Darmerkankungen (M. Crohn, Salmonellenenteritis), falsch-positiv ausfallen.

Bei grenzwertigen Befunden Test erneut durchführen.

Östrogen/Gestagen-Test

IN Prim. oder sek. Amenorrhoe bei neg. Gestagentest

MA Kein Material notwendig

DF Nach sicherem Ausschluß einer Gravidität (☞ b-HCG) Gabe von Progynon C® 60 µg/Tag (3 x 1 Tablette) für 20 Tage, zusätzlich Gestagene, z.B. Orgametril®, 10 mg/Tag vom 11.–20. Einnahmetag oder Kombinationspräparat, z.B. Cyclo-Progynova®.

BU Auslösung einer Entzugsblutung wenige Tage nach Absetzen der Medikamente.

Positiv

Schon eine geringe Blutung innerhalb 1 Wo. gilt als positiv.

Negativ

Keine Blutung. V.a. fehlendes funktionsfähiges Endometrium (rudimentärer Uterus, Mayer-Rokitansky-Küster-Hauser-Syndrom), Z.n. mehreren Abrasiones (Ashermann-Fritsch-Syndrom), Synechien, Z.n. Tuberkulose.
In diesen Fällen Wiederholung des Tests mit doppelter Dosierung.

Parathormontest

IN Zur DD des Pseudohypoparathyroidismus

MA Je 5 ml Vollblut und 4 ml EDTA-Blut über liegende Braunüle, Spontanurin

DF Vor Injektion: 5 ml Vollblut zur Bestimmung von Kalzium, Phosphat, Kreatinin und 4 ml EDTA-Blut zur Bestimmung von zyklischen AMP (cAMP) und ☞ intaktem Parathormon.

Patient vor Testbeginn nüchtern, mit entleerter Blase, 250 ml Wasser trinken lassen.

Injektion um 9:00 Uhr von humanem Parathormon (Dosis 0,5 µg/kgKG mit NaCl 0,9 % verdünnt) über liegende Braunüle über 2 Min.

7, 12, 30 Min. nach Injektion jeweils 5 ml Vollblut und 4 ml EDTA-Blut entnehmen zur Bestimmung von Phosphat, Kreatinin, Polaktin und cAMP.

30 und 60 Min. nach Injektion Sammeln von Spontanurin zur Bestimmung von Phosphat, Kreatinin und cAMP.

BU Errechnen der auf die glomeruläre Filtrationsrate bezogenen Clearance von Phosphat und cAMP.

$$\text{cAMP/glomeruläre Filtrationsrate (nmol/24 h)} = \frac{\text{Kreatinin im Serum} \times \text{cAMP (nmol/dl)}}{\text{Kreatinin i.U.}}$$

Bei Gesunden und bei Patienten mit primärem Hyperparathyroidismus folgt ein Anstieg von cAMP im Plasma auf > 100 nmol/l, im Urin auf > 60 nmol/dl des Glomerulumfiltrates und Prolaktin auf > 60 mU/l.

Pseudohypoparathyroidismus (Endorganresistenz)

Typ I (Synthesestörung für cAMP): cAMP- und Phosphatausscheidung konstant, Prolaktin < 60 mU/l.

Typ II (Keine Synthesestörung für cAMP, aber Störung der Informationsweitergabe an Nieren- und Knochenzellen): Anstieg von cAMP im Plasma > 100 nmol/l, Phosphatausscheidung bleibt konstant

Pentagastrin-Test

IN V.a. medulläres Schilddrüsenkarzinom bzw. C-Zell-Hyperplasie, wenn ☞ Kalzitonin normal. Vor allem bei Frühstadien indiziert oder als postoperative Kontrolle.
Screening bei asymptomatischen Onkogenträgern (RET-Onkogenmutation) bei multipler endokriner Neoplasie IIa/b oder familiärem C-Zellkarzinom.

MA Jeweils 1 ml zur Bestimmung von Kalzitonin, rasch verarbeiten, zentrifugieren und abfrieren.

DF Vor Testbeginn Ausgangswert bestimmen, danach 0,5 µg/kgKG Pentagastrin langsam i.v. (Anaphylaxie möglich). Calcitonin 2 und 5 Min. nach Gabe bestimmen.

BU Eigenes Labor fragen!
Normalerweise Anstieg auf < 100 pg/ml bei Männern und < 40 pg/ml bei Frauen.
Bei Patienten mit medullärem Schilddrüsenkarzinom kommt es zum vielfachen Anstieg (bei Frühformen auch geringer).
Da Kalzitonin auch paraneoplastisch gebildet werden kann, z.B. bei kleinzelligem Bronchialkarziom, muß zur sicheren Diagnosestellung zusätzlich szintigraphisch ein kalter Knoten nachgewiesen sein.

Renin-Aldosteron-Orthostase-Test

IN Differentialdiagnose des idiopathischen primären Hyperaldosteronismus von M. Conn (Trias Hypokaliämie, Hypernatriämie, Hypertonie), nicht indiziert bei nachgewiesenem Nebennierenrindenadenom.
Nachweis des isolierten Hypoaldosteronismus (sehr selten)

MA 2 ml Serum zur Bestimmung von ☞ Aldosteron und ☞ Renin

DF Ab 24:00 Uhr Bettruhe, um 8:00 Uhr Basalwertbestimmung im Liegen von Aldosteron und Renin. Wiederholung nach 2 h Orthostase.

BU Normal ist ein Anstieg von von Aldosteron und Renin um das 0,5–2,0fache
Verminderter Anstieg von Aldosteron und Renin bei Hypoaldosteronismus.
Bei Hyperaldosteronismus isolierte erhöhte Basalwerte oder vermehrter Anstieg nach Orthostase.

Schilling-Test

Mit radioaktiv markiertem Vitamin B_{12}

IN V.a. Resorptionsstörung von Vitamin B_{12} (z.B. M. Crohn, Sprue), chronische atrophische (A)-Gastritis, Perniziosa, erniedrigter ☞ Vitamin-B_{12}-Spiegel im Serum.
Liegt eine bakterielle Fehlbesiedlung im Darm vor, sollte diese zunächst behandelt werden und erst anschließend der Test durchgeführt werden, ansonsten ist mit falsch-positiven Befunden zu rechnen.

MA 10 ml ☞ 24-h-Sammelurin zur Bestimmung von ^{57}Co-Vitamin B_{12}, Gesamtmengenangabe, in dunkler Flasche sammeln ☞ Vitamin B_{12}

DF Vor Testbeginn nüchternen Patienten Blase entleeren lassen. Orale Gabe von radioaktiv markiertem 0,5 µCi ^{57}Co-Vitamin B_{12}, nach 2 h 1 mg unmarkiertes Vitamin B_{12} i.m. spritzen. 24 h-Urin sammeln.

BU Es wird der prozentual ausgeschiedene Anteil des markierten Vitamin B_{12} gemessen.
Normalwert > 10 % der oralen Dosis, bei entzündlichen Darmerkankungen mit Befall des terminalen Ileums < 5 %, bei Pernziosa deutlich < 5 %.
Bei chronischer atrophischer Gastritis sollte bei festgestellter niedriger Vitamin-B_{12}-Resorption zur Klärung der Frage, ob ein Mangel an Intrinsic-Faktor vorliegt, der Test nach ca. 5 Tagen mit gleichzeitiger Gabe von 35 mg Intrinsic-Faktor p.o. zu Testbeginn wiederholt werden. Kommt es hierbei zum Anstieg auf > 8 %, so liegt ein Mangel an Intrinsic-Faktor vor ☞ Parietalzell-Antikörper.
Teilweise wird der Test auch mit gleichzeitiger Gabe von ^{56}Co-Vitamin B_{12} und Intrinsic-Faktor durchgeführt, da eine Differenzierung der Radionuklide möglich ist.
Der Test kann auch unter laufender Vitamin-B_{12}-Substitution durchgeführt werden.

Schilling-Test

Ohne radioaktiv markiertes Vitamin B_{12}

IN V.a. Resorptionsstörung von Vitamin B_{12} (z.B. M. Crohn, Sprue), chronische atrophische (Typ A)-Gastritis, Perniziosa, erniedrigter ☞ Vitamin-B_{12}-Spiegel im Serum.
Liegt eine bakterielle Fehlbesiedlung im Darm vor, sollte diese zunächst behandelt werden und erst anschließend der Test durchgeführt werden, ansonsten ist mit falsch-positiven Befunden zu rechnen.

MA Je 1 ml Serum für ☞ Vitamin-B_{12}-Bestimmung

DF Vor Testbeginn Ausgangswert bestimmen, danach orale Gabe von 1 mg Vitamin B_{12}, nach 4 h zweite Blutentnahme. Wiederholung mit zusätzlicher Gabe von 35 mg Intrinsic-Faktor.

BU Anstieg auf 10–20 ng/dl bei Malnutrition.
Kein Anstieg oder < 10 ng/dl: Erneuter Test mit Intrinsic-Faktor. Steigt jetzt das Vitamin B_{12} auf 10–20 ng/dl, liegt ein Intrinsic-Faktor-Mangel vor ☞ Parietalzell-Antikörper.

Weiterhin kein oder nur geringer Anstieg deuten auf eine Resorptionsstörung im terminalen Ileum hin, z.B. M. Crohn, Sprue.

Sekretin-Provokationstest

IN V.a. Gastrinom, postoperative Kontrolle nach Gastrinom-Operation, erhöhte basale Gastrinspiegel

MA Je 1 ml Serum zur Bestimmung von ☞ Gastrin

DF Vor Testbeginn Ausgangswert bestimmen, danach 1 klinische Einheit/kg KG Sekretin (z.B. Sekretolin®) i.v. Blutentnahme nach 2, 5, 10 und 30 Min. (Anaphylaxie möglich!). Mindestens 1 Wo. zuvor Protonenpumpeninhibitoren absetzen, da hierunter erhöhte Gastrinspiegel bestehen.

BU Anstieg um mehr als 100 % bei erhöhtem Ausgangswert beweist ein Gastrinom (Spiegel meist > 200–1 000 ng/l), aber falsch-negative Befunde in bis zu 10 %.
Bei anderen Erkrankungen mit erhöhten basalen Gastrinspiegeln, z.B. Magenausgangsstenose oder Ulcus duodeni, kommt es nur zur geringen oder keiner Stimulation. Postoperativ sollten kein erhöhten Werte mehr nachgewiesen werden.

TRH-Test

Synonym: TRH-Stimulationstest

IN Überprüfung des Regelkreises Hypophyse-Schilddrüse, Hypophyseninsuffizienz, DD: Hypo-/Hyperthyreose, selten indiziert bei grenzwertigem ☞ TSH-Wert

(!) Kontraindikationen: Instabile Angina pectoris, frischer Myokardinfarkt, Gravidität, Krampfanfallsleiden.

MA Je 5 ml Serum zur Bestimmung von TSH

DF Patient nüchtern lassen, vor Testbeginn Ausgangswert bestimmen. Danach Gabe von 200 µg TRH (bei Kindern 100 µg/qm Körperoberfläche bzw. 7 µg/kgKG), z.B. Thyroliberin® i.v. (Anaphylaxie möglich!) oder 40 mg TRH oral (bei Kindern 20 mg/qm Körperoberfläche).
TSH-Bestimmung 30 Min. nach i.v. Gabe, nach oraler Gabe nach 3–4 h.

BU Normalerweise Anstieg um mindestens 2,0 mU/ml bis maximal 25 mU/l. Verminderte Antwort bei Vormedikation mit L-Thyroxin, längerdauernder Therapie mit Glukokortikoiden, Acetylsalicylsäure, L-Dopa-Agonisten und Barbituraten. Bei Vormedikation mit Metoclopramid Antwort erhöht

Erniedrigter Anstieg

< 2,0 mU/l bei niedrigem Basalwert < 0,1 mU/l ist für eine aktive Hyperthyreose typisch. DD: Suppressionstherapie, endogene Depression, Cushing-Syndrom, Steroidtherapie, Leberzirrhose und Niereninsuffizenz.

Erhöhter Anstieg

Bei latenter Hyperthyreose (d.h. normale Werte für ☞ $fT_{3/4}$) kann ebenfalls ein erniedrigter Anstieg erfolgen. Bei manifester Hypothyreose (niedriges $fT_{3/4}$) und latenter Hypothyreose (noch normales $fT_{3/4}$) deutlich erhöhter Anstieg mit Werten > 25 mU/l.
DD: massiver Jodmangel, Malnutrition, initial bei Thyreoiditis, Z.n. Suppressionstherapie und Z.n. Radiojodtherapie bei z.B. Struma mit Hyperthyreose

Vasopressin-Test

IN Zur DD von Diabetes insipidus centralis, Diabetes insipidus renalis oder osmotischer Diurese

MA Je 5 ml Urin zur Bestimmung der ☞ Osmolalität

(!) Test nicht bei Patienten mit Hypertonus, Herzinsuffizienz, koronarer Herzerkankung, peripherer arterieller Verschlußkrankheit > IIa (nach Fontaine), Asthma und Epilepsie durchführen!

DF Vor Testbeginn um 18:00 Uhr 5 ml Spontanurin für Ausgangswert gewinnen, danach Gabe von 5 E Vasopressin (Pitressin Tannat®) i.m. Im Verlauf nicht mehr trinken lassen, Blase vor dem Schlaf entleeren lassen. Am nächsten Morgen 8:00 Uhr 5 ml Urin gewinnen.

BU Bei Diabetes insipidus centralis Anstieg der Urinosmolaliät um 50 %.
Bei Diabetes insipidus renalis oder osmotischer Diurese kein bzw. nur geringer Anstieg.

Xylose-Test

IN V.a. Malabsorptionssyndrom, z.B. bei Sprue, chronisch-entzündlicher Darmerkrankung.
Alternativ Durchführung des H_2-Atemtest (schneller und preiswerter)

MA Jeweils 1 ml Serum und 25 ml Sammelurin. D-Xylosebestimmung

DF Patient > 12 h nüchtern lassen, eine Nierenfunktionseinschränkung muß vorher ausgeschlossen sein. Nach Entleerung der Harnblase Gabe von 25 g D-Xylose (Kinder 5 g) gelöst in 500 (100) ml Wasser oder ungesüßten Tee. Schnell trinken lassen (ca. 5 Min.)! Sammelurin über 5 h, hierbei nochmals in den ersten 2 h 500 (100) ml Wasser/Tee trinken lassen. Blutentnahmen nach 60 und 120 Min. (nur nach 60 Min.).

BU **Normwerte**

Serum Erwachsene: 1 und 2 h > 30 mg/dl, Kinder 1 h > 20 mg/dl.

Urin Erwachsene/Kinder > 20 % der verabreichten Menge D-Xylose

Erniedrigter Anstieg

Bei Malabsorptionssyndrom, z.B. bei Zöliakie, Sprue, entzündlicher Darmerkankung (M. Crohn).

15

Tumormarker

Diagnostischer Wert

Es werden meist zu viele Bestimmungen von Tumormarkern mit einem zu hohen diagnostischen Anspruch durchgeführt. Die Diagnose eines Tumorleidens kann nicht nur aufgrund des Tumormarkernachweises gestellt werden, u.a. da die meisten Tumormarker auch bei Gesunden in geringerer Konzentration nachgewiesen werden können.

Dem teuren Screening folgen oft nicht indizierte weitere Untersuchungen.

Bei Folgekontrollen sind Abweichungen bis 15 % ohne Bedeutung, bei Veränderungen bis 30 % sollte bei entsprechender Klinik und Indikation eine Verlaufskontrolle erfolgen. Erst Abweichungen > 30 % sind als echte Abweichungen (unter Berücksichtigung der Halbwertszeit, z.B. bei CEA bis 8 Tage) zu sehen.

(!) Klare Indikation zur Bestimmung stellen und Konsequenzen für die weitere Therapie bedenken!

Indikationsstufen

Sinnvolle Indikation

- *Überwachung von Krankheitsverläufen und Therapien.* Ausgangswert vor Induktion oder Wechsel der Therapie bestimmen. Liegt dieser Wert über dem Normalwert, Folgewerte bestimmen, ansonsten Verzicht auf Folgekontrollen.
- *Rezidiverkennung*
  Nach Bestimmung des Ausgangswertes auch bei normalem Wert (z.B. bei Hodentumoren) anhand von Nachsorgekalendern sinnvoll.

Indikationsstufen

Nach kritischer Prüfung bei einigen Markern sinnvoll

- *Früherkennung* bei bestimmten Risikogruppen (z.B. Leberzirrhose (AFP)
- *Diagnose* von Erkrankungen (teilweise bei Wechsel der Tumorhistologie unter Therapie möglich)
- Abschätzen der *Prognose* (nur selten möglich).

Gastroenterologie

(mod. nach Wolter Ch. et al, DÄ, 1996)

Früherkennung

AFP	Bei hepatozellulärem Karzinom, bei chronisch-aktiver Hepatitis und Leberzirrhose alle 6 Mon., bei HBs-Antigen Persistenz 1 x jährlich

Diagnose

AFP	V.a. hepatozelluläres Karzinom
NSE	V.a. neuroendokrine Tumoren, z.B. APUDome

Therapiekontrolle/Rezidiverkennung

AFP	Hepatozelluläres Karzinom
CEA	Kolon- und Rektumkarzinom
NSE	Neuroendokrine Tumoren, z.B. APUDome

Weitere Tumormarker mit fraglichem klinischen Nutzen

CEA/SCC	Ösophaguskarzinom, Analkarzinom
CEA, CA 72–4, CA 19–9	Magenkarzinom
CEA, CA 19–9	Gallengangs- und Pankreaskarzinom
CEA	C-Zellkarzinom, Mammakarzinom

Pulmonologie

Früherkennung

Kein Marker sinnvoll!

Diagnose

NSE	V.a. kleinzelliges Bronchialkarzinom
NSE	V.a. neuroendokrine Tumoren, z.B. APUDome
AFP + HCG + NSE	DD: Tumor im Mediastinum

Therapiekontrolle/Rezidiverkennung

NSE	Kleinzelliges Bronchialkarzinom
NSE	Neuroendokrine Tumoren z.B. APUDome
AFP + HCG + LDH	Keimzelltumor im Mediastinum

Weitere Tumormarker mit fraglichem klinischen Nutzen

CEA/Cyfra 21–1 V.a. nichtkleinzelliges Bronchial-Ca

Gynäkologie

Früherkennung

Kein Marker sinnvoll!

Diagnose

nur in Ergänzung mit klinischen Befunden sinnvoll!

CA 15–3	V.a. metastasiertes Mammakarzinom
CA 12–5	V.a. Ovarialkarzinom

Therapiekontrolle/Rezidiverkennung

CA 15–3/CEA	Mammakarzinom
CA 12–5	Ovarialkarzinom

Weitere Tumormarker mit fraglichem klinischen Nutzen

SCC/CEA	Zervixkarzinom
CA 12–5/ CA 19–9	Korpuskarzinom

Urologie

Früherkennung

PSA	Prostatakarzinom, 1 × jährlich bei Männern > 50 J. nur in Ergänzung mit digitaler Untersuchung sinnvoll

Diagnose

PSA	V.a. Prostatakarzinom
AFP/HCG	V.a. Hodentumor

Therapiekontrolle/Rezidiverkennung

PSA	Prostatakarzinom
AFP/HCG/LDH	V.a. Hodentumor

Weitere Tumormarker mit fraglichem klinischen Nutzen

NSE	Seminom

Alpha-1-Fetoprotein

(AFP) i.S.

RB < 3 ng/ml (< 3 g/l), Halbwertszeit bis 8 Tage

MA 1 ml Serum

(!) Raucher: Werte bis 20 ng/dl

DD ↑: Primäres Leberzellkarzinom
↑: Tumoren von Hoden, Ovar und gastrointestinale Tumoren
Gering erhöht (< 150–300 ng/dl) bei chronischer Lebererkrankung, Hämochromatose, Gravidität

☞ Gastroenterologische Tumormarker

CA 12–5 (CA 125) i.S.

RB < 35 U/ml, Halbwertszeit 5 Tage

MA 1 ml Serum

(!) Falsch-hohe Werte bei Aszites/Leberzirrhose, Peritonitis, Endometriose, Menstruation

DD Diagnose, Erkennung von Rezidiven und Verlaufskontrolle bei Ovarialtumoren (vor allem bei epithelialen in ca. 80 % d.F. positiv, schlecht bei muzinösen Tumoren, hier besser CEA oder AFP bestimmen.
Ebenfalls erhöht bei Pankreaskarzinom (ca. 65 % d.F. positiv), Leberzellkarzinom (ca. 70 % d.T. positiv)

☞ Gynäkologische Tumormarker

CA 15–3 i.S.

RB < 38 U/ml

MA 1 ml Serum

DD ↑: Bei Mammakarzinom bis 50 % d.F. positiv, Erkennung von Metastasen in bis zu 90 % d.F., aber auch in 70 % d.F. positiv bei Ovarialkarzinom

☞ Gynäkologische Tumormarker

CA 19–9 i.S.

Synonym: Carbohydrate-Antigen 19–9

RB < 37 U/ml

MA 1 ml Serum

(!) Bei Cholestase und Lewis-a/b-negativen Patienten (bis 8 % der Bevölkerung) nicht nachweisbar.

DD ↑: Adenokarzinome von Pankreas, Magen und Kolon/Rektum bis 90 % d.F., Ergänzung von CEA möglich.
Teilweise auch positiv bei entzündlichen Erkrankungen des Darmes, primär biliärer Zirrhose und chronischer Hepatitis (bis zu 30 % d.F.) und Tbc

☞ Gynäkologische Tumormarker

CA 72–4 i.S.

RB < 6 U/ml

MA 1 ml Serum

DD ↑: Adenokarzinome von Pankreas, Magen, Kolon/Rektum und Gallenwegen bis 60 % d.F., Ergänzung von CEA und CA 19–9 möglich. Teilweise auch postiv bei hämatologischen Erkrankungen und entzündlichen Erkankungen des Darmes

☞ Gastroenterologische Tumormarker

CEA

Carcino-embryonales Antigen i.S.

RB < 5 µg/l, Raucher bis 10 µg/l (Halbwertszeit bis 8 Tage)

MA 1 ml Serum

(!) Raucher haben Werte bis 10 ng/dl. Erhöhte Werte auch nach Frischzellentherapie und bei Affektionen von Pankreas, Dünn- und Dickdarm möglich.

DD ↑: Adenokarzinome von Pankreas, Magen, Kolon/Rektum, Lunge, Mamma, Ovar, Zervix in bis zu 60 % d.F., Werte > 50 ng/ml weisen auf mögliche Fernmetastasierung hin. Teilweise auch positiv bei entzündlichen Erkrankungen des Darmes, Leberzirrhose, Lungenemphysem, hierbei Werte meist < 15 ng/dl

☞ Gastroenterologische Tumormarker

☞ Gynäkologische Tumormarker

Cyfra 21–1 i.S.

Synonym: Zytokeratinfragment 19

RB < 3,3 µg/l

MA 1 ml Serum

DD ↑: Nicht-kleinzelliges Karzinom der Lunge bis 80 % d.F. positiv

☞ Lungentumormarker

HCG i.S.

Urologische Tumoren

RB < 2 mU/ml, Grenzwert bis 10 mU/ml, pathologisch > 10 mU/ml, Halbwertszeit bis 2 Tage

MA 1 ml Serum

(!) Postmenopausale, dialysepflichtige Frauen haben ohne Tumor 10fach erhöhte Werte

DD ↑: Tumormarker bei testikulärem oder plazentarem Chorionkarzinom (bis 100 % d.F. positiv), Blasenmole (bis zu 100 % d.F.), Keimzelltumoren (Teratokarzinom, embryonales Karzinom) bis 90 % d.F. (HCG bei Schwangerschaft)

☞ Urologische Tumormarker

☞ Kalzitonin

NSE i.S.

Neuronen-spezifische-Enolase

Synonym: Gammaenolase

RB < 12 µg/l

MA 1 ml Serum, auf keinen Fall Hämolyse bei Abnahme erzeugen, nicht länger als 1 h stehen lassen!

(!) Erhöhte Werte auch bei benignen Lungenerkankungen (z.B. Lungenfibrose).

DD ↑: Bei kleinzelligem Bronchialkarzinom (bis 90 % d.F. positiv), Neuroblastom, Inselzellkarzinom, Phäochromozytom, APUDome, intestinalen Karzinoiden.
Evtl. auch ↑ bei schwerer Hirnschädigung (Hypoxie).

☞ Lungentumormarker

PSA i.S.

Prostata-spezifisches-Antigen

RB < 4 ng/ml, Halbwertszeit 2–3 Tage

MA 1 ml Serum, vor der körperlichen Untersuchung abnehmen. Nach Prostatapalpation und Manipulationen im Prostatabereich (z.B. Blasenspiegelung) ebenfalls erhöht

(!) Erhöhte Werte auch bei benigner Prostatahyperplasie, aber meist < 10 ng/ml (außer bei sehr großen Adenomen, ggf. Biopsie anstreben).

DD ↑: Prostatakarzinom und Prostataadenom
Ggf. kombinieren mit ☞ PAP-Bestimmung

SCC i.S.

Squamous cell carcinoma antigen

RB < 2,0 ng/ml

MA 1 ml Serum

(!) Erhöhte Werte auch bei Dermatosen und Nephropathien sowie hepatobiliären Erkankungen.

DD ↑: Plattenepithelkarzinome von Zervix, Lunge, Ösophagus, Hals-Nasen-Rachen-Raum und Analkarzinome

Thyreoglobulin i.S.

RB < 35 µg/l

MA 1 ml Serum; sofortige Probenaufbereitung oder Versand eingefrorenen Materials

DD ↑: Bei follikulären bzw. papillären Schilddrüsenkarzinomen. Weisen in der Tumornachsorge auf Filiae oder Rezidiv hin. Falsch-positive Werte auch bei Struma, Gravidität und in hohem Alter möglich.

Index

A

B

C

F

G

I

J

K

L

M

N

O

P

Q

R

S

T

U

V

W

X

Z